A RADIESTESIA
EM ANÁLISE

António Rodrigues

A RADIESTESIA EM ANÁLISE

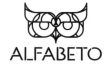

ALFABETO

© Publicado em 2017 pela Editora Alfabeto

Supervisão geral: Edmilson Duran
Revisão: Luciana Papale
Capa e diagramação: Décio Lopes

DADOS INTERNACIONAIS DE CATALOGAÇÃO NA PUBLICAÇÃO

Rodrigues, António

A Radiestesia em Análise / António Rodrigues | 3ª edição | São Paulo
Editora Alfabeto – 2021

ISBN: 978-85-98307-45-9

1. Radiestesia   2. Medicina alternativa   3. Radiônica   I. Título

Todos os direitos reservados, proibida a reprodução total ou parcial por qualquer meio, inclusive internet, sem a expressa autorização por escrito da Editora.

A violação dos direitos autorais é crime estabelecido na Lei n. 9.610/98 e punido pelo artigo 184 do Código Penal.

EDITORA ALFABETO
Rua Protocolo, 394 | CEP: 04254-030 | São Paulo/SP
Tel: (11) 2351-4168 | editorial@editoraalfabeto.com.br
Loja Virtual: www.editoraalfabeto.com.br

Sumário

I. A Radiestesia em Análise 7

Um roteiro moderno para aprofundar a técnica 7

Rumo a uma física de energias de baixo potencial 10

A saga de Chaumery/Bélizal 12

II. Proposta de um novo procedimento de análise
e "tratamento" com palavras hebraicas 23

Teses de Bélizal, Chaumery, Morel, La Foye e Ravatin 23

A origem das coisas 25

Atributos das EDFs 26

Como detectar EDX? 31

As fases em Ondas de Forma 32

A baixa potência das letras/palavras hebraicas 34

One more thing – Questionando La Foye 37

As grandes dimensões dos aparelhos de Bélizal 37

Oops! – Origens distintas para diferentes conteúdos 39

Radiestesia e as ambiguidades eletivas 40

Conflito Defensivo 40

Estrutura de investigação 41

Duração do tratamento vibracional 47

Seleção de um remédio homeopático 48

Desequilíbrios por estados psicológicos 48

Desequilíbrios por estados mágicos 49

Luz Branca 50

6 | A Radiestesia em Análise

Gráfico Acelerador 53

Corrigindo o Biômetro 55

Escondido por detrás de uma inicial 58

Angstrom – o que é isso? 58

Régua Radiestésica Logarítmica 60

Alguns valores variados detectáveis no Biômetro 64

As fantasias de Bélizal 68

Mais confusões e nós 70

Antena Lecher 71

Analisando brevemente o instrumento 82

Radiografia da mesa radiônica quântica com radiestesia clássica .. 83

III. Definições das técnicas relacionadas 85

O ponto de suspensão e outros detalhes nos pêndulos ... 89

Pêndulo comum para uso geral 90

Pêndulo Mindtron 91

Pêndulo Cone Virtual em Plástico 92

Pêndulo de Cone Virtual 92

Pêndulo Universal 93

Pêndulo Turenne 2 96

Pêndulo Egípcio 98

Pêndulo Cabalístico e ou Icônico 100

Pêndulo Testemunho 100

Pêndulo Dupla Harmônica 101

Pêndulo Equatorial Unidade 101

Pêndulo Espectro Global 103

Ponteiros 104

Conjunto de pêndulos para a prática da radiestesia 105

A novidade – Hieróglifo impertinente 105

Glossário 111

CAPÍTULO I

A Radiestesia em Análise

Um roteiro moderno para aprofundar a técnica

No presente trabalho a expressão *Ondas de Forma* será substituída por EDF, EDI, EDR e EDP (Emergências Devidas a Genitores Variados), conceito elaborado por António Rodrigues, abordado na obra *Radiestesia Ciência e Magia*, Editora Alfabeto, SP.

A maioria dos operadores de radiestesia (radiestesistas) se compraz com a prática radiestésica como objetivo último, com as escolhas pendulares, com os "tratamentos" com energias das Emergências Devidas às Formas, enfim, com os pequenos prazeres do quintal da radiestesia, quando na realidade essas atividades deveriam ser os exercícios para o desenvolvimento de algo maior que é a percepção extrassensorial do tato, ou ainda vir a ser alguém dotado de um psiquismo desenvolvido capaz de perceber todas as nuances do motivo em análise. Esse é o objetivo da radiestesia.

O radiestesista atinado e persistente terá como efeito colateral da prática o desenvolvimento das habilidades psíquicas, saberá também qual o seu instrumento de eleição e qual o tema a que deve dar preferência, em função de suas habilidades psíquicas. Nunca é demais frisar que a radiestesia é um método excepcional de investigação do oculto (do não explícito).

Aproveitando o tema abordado é bom dizer que a expressão radiestesia é por demais antiquada e desprovida do verdadeiro significado do que é a (radiestesia). Nossos abades criadores do neologismo (Bayard e Bouly) promoveram um grande salto saindo do conceito de adivinhação para percepção de vibrações variadas, porém, o conceito envelheceu, e hoje se encontra defasado. De alguma forma as coisas evoluem e tendem a ter novas abordagens. De sensibilidade às radiações, evoluímos para diálogo interno entre o inconsciente e o consciente sob vontade (no momento desejado).

Os conteúdos imperceptíveis estão inconscientes e o pesquisador, baseado em algumas técnicas, estabelece no momento do desejo uma ponte com o consciente, e por meio de uma reação neuromuscular, acessa os códigos de *gira para a direita* para o "sim" à pergunta formulada, e *gira para a esquerda* para o "não" à mesma pergunta.

No início do século XX as aplicações da radiestesia eram limitadas, hoje a radiestesia se desdobrou em várias atividades:

- A aplicação original na detecção de conteúdos variados ocultos, (não explícitos);
- Nos tratamentos de saúde humana ou animal com o uso de dispositivos bi ou tridimensionais (é bom frisar que estes instrumentos tem relação com a radiestesia apenas porque as aferições a utilizam, por não haver outros instrumentos físicos capazes de fazê-lo. Estes instrumentos pertencem a uma nova física de energias de baixo potencial);
- No tratamento de pragas na lavoura;
- No tratamento de pragas domésticas;
- No aconselhamento comportamental e empresarial;
- Utilização em múltiplas aplicações em temas esotéricos, místicos, mágicos;
- No universo das crenças e atividades idiossincráticas (mesas radiônicas) e alguns dos variados paladares de uma pseudo radiestesia.

Neste ponto seria interessante dar uma lida na introdução de Jean de La Foye em seu livro *Ondas de Vida Ondas de Morte*.

Rumo a uma física de energias de baixo potencial

Alguém colocou um livro grosso sobre o teclado de meu notebook, não consegui tirá-lo de lá, tive pudor em mexer na coisa. Talvez fosse uma indicação, uma condição subjetiva. É bom estar alerta para os indícios. Voltei à Bic Cristal, reencontro com os velhos hábitos. Enchi alguns papéis brancos com uma caligrafia em maiúsculas, linhas irregulares, assim também o tamanho das letras. Elas vão num crescendo, começam pequenas, mas não permanecem assim, poucas palavras tomam conta da largura da página.

Quase sei o que devo dizer, é mais uma pulsão do que uma consciência, um indício, uma intuição. Visualizo uma emergência devida a uma forma, sem onda, sem frequência, porém com harmônicas, o que está no campo da irracionalidade, do contrassenso. Talvez tenhamos aí um fóton maluco com o dom da ubiquidade ricocheteando pelas esquinas até achar seu alvo natural, atributo das energias próprias de Tellus e do Cosmo infinito, tudo em obra para nos surpreender.

As demais emergências não gostam dos atributos de emissão a distância. O fenômeno nasce e morre ali. Apenas um improvável instrumento de investigação para nos assegurar do evento, frágil, balançando na ponta de um cordel.

Talvez melhor explicar...

Escrever sobre radiestesia e técnicas afins implica em pesquisas, o que é terrivelmente difícil, nada é explícito, tudo está oculto, nada é visível, palpável. É um longo tatear no escuro. Os resultados somam mais dúvidas do que certezas. A confirmação nos vem pelo balançar codificado de uma bolinha de madeira em equilíbrio precário na ponta de um fio. Os confiantes aceitarão qualquer hipótese e os desconfiados negarão as certezas mais evidentes. Só sei que nada sei! Será?

Tempos loucos para as técnicas da radiestesia, os aficionados fazem as ligações mais irracionais, amadorísticas e despropositais, mistura-se tudo, quem ganha são as copiadoras. Cópias e mais cópias de um livro de gráficos, muito papel amassado, muita mistureba, muita ilação, muito desatino. Práticas confusas e pouco estudo, vimos surgir nesses tempos variantes das mais cabeludas.

Nos anos 70 foi publicado *Crystal Power* de Michael Gary Smith, um livro meio sério, meio fantasioso. Gary Smith foi o inventor dos bastões de poder modernos, o Bastão Atlante. Mas e o livro, quem leu? Porém todos fizeram cópias e ditaram fórmulas, e ainda incorporaram os ditos bastões à radiestesia. Hoje ainda somos brindados com novas maluquices, a radiestesia deixou de ser universal passando a ser indígena, local. Temos a radiestesia nos paladares: genética, magnética, radiônica, hebraica e espiritual, descaracterizadas e ainda idiossincráticas variadas, etc.

O ser humano é curioso, bizarro, a massa é atraída pelos falsos gurus. No nosso caso, aqueles que fazem uma radiestesia personalista (a minha radiestesia), que nada tem a ver com a clássica, sempre recusam a clássica por não ser coincidente com a sua. A febre é fazer seus próprios gráficos radiestésicos, impropriamente chamados de radiônicos. Gráficos hoje pululam, têm mais que pulga em cachorro de rua. Se os Servranx vissem ao que deram origem teriam morrido mais prematuramente ainda.

Perdoa-os Senhor, eles não sabem o que fazem.

A saga de Chaumery/Bélizal

Se analisarmos a obra de Chaumery/Bélizal em comparação com os demais trabalhos de outros radiestesistas da mesma época, fica claro que a radiestesia é utilizada simplesmente como técnica de aferição para uma panóplia de energias indetectáveis por outros meios.

Tratado Experimental de Física Radiestésica, (Fig. 01) este foi o nome do primeiro livro de Chaumery/Bélizal, que nos dá uma indicação clara de qual terreno estava sendo trilhado. Em 1930, a física estava em plena ebulição com os avanços dos Curie, Rutherford, Planck, Einstein, etc. E com certo experimentalismo dos mais variados matizes, os motores de vetor zero ou energia livre, a criação do moto-perpétuo, da

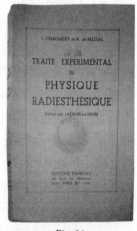

Fig. 01

transmissão de energia a distância, com Kelly e Tesla, e por que não, o universo de Boutard. Novos ares energizam o vetusto edifício da física clássica, Teoria de Relatividade, Física Quântica, bomba atômica, tudo configurando um novo paradigma. E então, por que não estudar exatamente o oposto: as energias de baixo potencial.

Temos um testemunho disso nos livros *Médicine d'Asklepios*, de A. Masson e Jacques Bersez e *Les Appareils Etranges* e *Initiation Aux Ondes de Forme*, de Alain e Albert Masson, este uma continuação do anterior.

No livro *Física*, Bélizal deixa clara a razão de haver patenteado a Bomba C30 para a produção de frio industrial (nada mais longe da radiestesia). Assim como outros pesquisadores, Bélizal procurava materializar a energia universal em algo controlável, infelizmente a morte de Chaumery talvez tenha impossibilitado explorar novas perspectivas, consideradas por Bélizal de genial.

Os aparelhos estranhos atravessam a fronteira entre o imaginário e o real. Brotam do campo difuso do mítico se projetando no físico, respaldados em hipóteses que se tornam manuais de orientação.

Por meio de múltiplas tentativas, aos poucos se materializam num absurdo real. Sua existência corrobora outras existências. Tiram sua energia do improvável. Tem-se uma origem, a mais nobre, o mais mítico dos aparelhos: A Arca da Aliança. Mito enriquecido por sua busca ao longo dos séculos. Tirada das páginas de um livro sagrado para se tornar a razão de vida de seus buscadores.

Segundo o livro *Aparelhos Estranhos* estes aparelhos podem ser aplicados em diferentes domínios:

- Medicina
- Farmácia
- Alimentação sólida ou líquida
- Eletrocultura e germinação
- Habitação
- Mobiliário

Tivemos algumas dificuldades de compreensão sobre as características das forças usadas em cada instrumento e como entram em estado dinâmico sendo o conceitual assaz amplo. As forças empregadas são aquelas não explícitas na natureza.

- A energia cósmica provinda do sol
- A energia das formas
- A energia telúrica
- O geomagnetismo
- E o Chi ou Prana, talvez a combinação de todas as anteriores

Os autores nos afirmam que tudo é simples: construir, descobrir uma fonte de influência finalizando com o evoluir e o desabrochar. Como primeiro exemplo temos uma tradução do livro *Aparelhos Estranhos*. A utilização das serpentinas é uma prática antiga. A passagem da Bíblia referida é: *"Para curar aqueles de seu povo mordidos por uma serpente ardente, Moisés usava uma serpente de bronze enrolada à volta de um bastão."* A vítima da mordida ia perto deste aparelho e a cura se realizava. No caso presente, não é questão de tratar as vítimas de serpentes ardentes, mas de construir uma simples serpentina metálica cuja forma se decompõe em quatro partes (Fig. 02):

1. Uma reta de alguns centímetros;
2. Um enrolamento à direita de certo número de espiras;
3. O enrolamento se inverte e roda à esquerda. O número de espiras à esquerda é o mesmo que o número de espiras à direita;
4. Para terminar, usa-se de novo uma parte reta do mesmo comprimento que aquela do início.

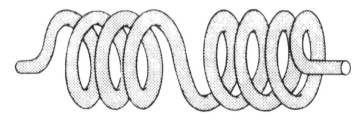

Fig. 02

Os metais possíveis de ser utilizados são o ferro, o cobre ou o alumínio. Segundo o sentido do movimento, a influência criada muda de qualidade. Ela é (+) no enrolamento à direita e (-) no segundo sentido. A linha axial onde se exprime a influência pode ser proporções guardadas, considerada como um pequeno imã.

O aparelho de Justin Etienne Christofleau o "Electomagnétique Terro-Céleste", orienta a criação de Bélizal. As ilustrações, apesar da falta de detalhamento, dão uma indicação desta influência. Os autores falam das *Ondas de Forma* como algo inegável, porém fica um certo quê de invenção do professor Pardal. Suas qualidades só podem ser avaliadas por meio da radiestesia ou por alguma percepção extrassensorial, o que é infelizmente limitante e em certos casos aleatório, visto que as questões colocadas são pressupostas (Fig. 03).

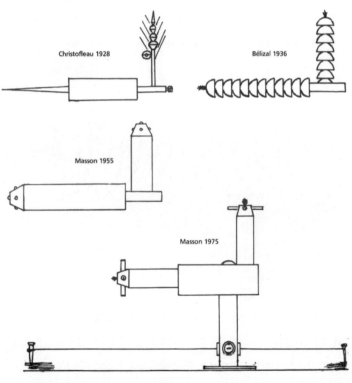

Fig. 03

A influência de personagens mágicos passa muitas vezes pela mediação do trabalho e da pesquisa, sem, no entanto, chamar a atenção daquele cujo espírito é utilizado (Fig. 04). Algumas vezes, nas necessidades absolutamente materiais, aparecem as sequelas do reflexo deste mundo misterioso e desafiante. Foi durante um desses momentos de influência que nasceu o aparelho 515 e seus sucessores imediatos. Sua utilização é infinita. Sua alimentação energética pode ser solar, manual ou produzida pela energia ambiente. Pode ainda ser o produto dos três processos citados utilizados em conjunto.

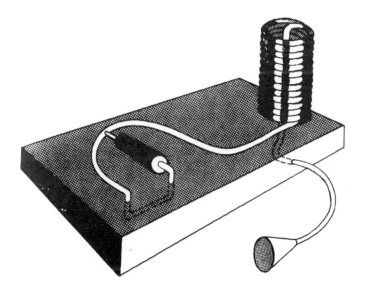

Fig. 04

A maior parte do 515 é composta de um tubo de plástico macio, translúcido ou não. O importante é a maciez e a perfeição do acabamento interno.

Em geral, este aparelho capta as diferentes energias e influências solares, de ambientes, humanas, as dos centelhadores, as de outros aparelhos, de produtos e imãs. Esta lista não é limitante e sim indicativa.

O 515 possui diferentes partes, e seus nomes são os seguintes:

- A cabeça móvel
- O circuito em serpente
- A saída

Como o nome indica, a cabeça móvel pode, rodando, determinar regulagens diferentes. Ela é composta de um tubo metálico possuindo dois enrolamentos diferentes, um à direita, o outro à esquerda e dispostos lado a lado. Eles são realizados a partir de uma tira de alumínio de cozinha separada por uma tira mais larga de papel, de modo que as espiras não se toquem. A ponta inicial do alumínio toca o tubo metálico. No final do enrolamento a tira de alumínio recobre o final do papel. O alumínio é fixado com uma gota de cola.

Quanto maior for o enrolamento do tubo de plástico, mais a mistura das influências captadas será perfeita. Diferentes acessórios podem ser acoplados à saída, escova metálica, rolo metálico, pente metálico, etc.

A título ilustrativo, apresentamos outro aparelho baseado nas propriedades emissoras das pirâmides (Fig. 05).

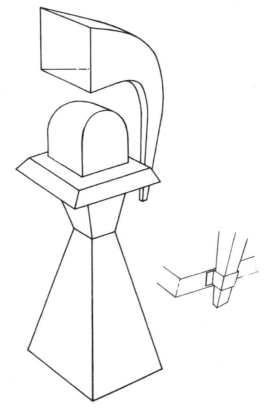

Fig. 05

Em um trecho elucidativo do livro *Aparelhos Estranhos*, o número de possibilidades é surpreendente. Vejamos como um aparelho nasce. Sua alimentação em influência é dada por um centelhador possuindo as qualidades antes citadas. Seu corpo é formado por uma sequência de empilhamentos permitindo intensificar a ação das influências. Este aparelho possui outra saída que vai se esvaziando, formando um ângulo de 12° 30´. Este aparelho pode ser bastante grande em volume, com espaçamento de centelhadores variáveis (Fig. 06 e 07). Ou pode ser simplesmente o pingente sonhado por alguém e usado por prazer. O volume não tem importância. Para o funcionamento só a forma conta. Pois bem tudo foi dito. Um aparelho tomou nascimento. Olhemos os diferentes centelhadores propostos.

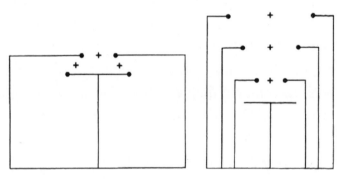

Fig. 06

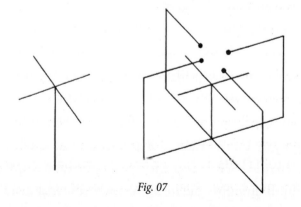

Fig. 07

Todos estes instrumentos e os procederes de avaliação encontram-se inclusos dentro da denominação proposta por Jacques Ravatin, matemático francês, mentor da conhecida Fundação Ark´All: Sistemas não Cartesianos e não Aristotélicos. A proposta de fuga dos Sistemas não Cartesianos é um claro avanço dentro de campos nem sempre coerentes. Contudo, ficamos à mercê das afirmações de Ravatin e da absurda multiplicidade de denominações para fenômenos energéticos variados. Vejamos:

É de se levar em consideração que Ravatin se inscreve dentro do grupo de intelectuais franceses useiros na aplicação de uma prática denominada em francês de *Epater les cons*, em tradução livre: "Deixar os bestas de boca aberta." Outro conhecido e admirado intelectual praticante do desatino foi Lacan, que na tentativa de dar solidez a suas propostas, inflava o discurso com conceitos nativos de outras disciplinas como, por exemplo, a associação de topologia e psicanálise que é puro palavreado.

Ravatin faz um furo ora numa esfera ora numa réplica de pirâmide, nas quais observa a emergência de um Ext, saindo do Global para emergir no Local. Lindo! Mas que diabo é isto? Ravatin é prolixo, só de denominações diferentes temos em seu trabalho a bagatela de mais de duzentas. Criador de um terreno estéril, já que enumera o fato, mas raramente a origem.

A rolha pula da garrafa de champanhe, se não explicarmos que é pela expansão dos gases poderia se pensar que é pela vontade do champanhe, ou, pior ainda, por forças ocultas que querem botá-lo a perder.

Ainda que com uma perspectiva ligeiramente diferente se possa ver uma versão nacional no livro *Radiestesia Ciência e Magia,* nas páginas 82, 83 e 84, as chamadas *Ondas de Forma* não existem como tais, elas são o resultado da interação de alguma forma bi ou tridimensional com o espectro difuso universal. Bélizal estava no bom caminho que, infelizmente, para ele apresentou-se curto, acabaram desviados pela impossibilidade de ir mais além nas pesquisas e, tangenciando a radiestesia, acabaram na aplicação das *Ondas de Forma* na radiestesia.

Continuamos vendo nos variados modos de mídia internacional, referências à energia denominada *Ondas de Forma,* mas até hoje ainda não perceberam que isso tem a ver com diferentes energias, assemelhadas e detectáveis com o mesmo método e com o mesmo escalonamento, porém com origens diferentes, são as Emergências Devidas a Genitores Variados.

A *Onda de Forma* é física, o material portado é informacional.

Os campos morfogenéticos são informacionais.

CAPÍTULO II

Proposta de um novo procedimento de análise e "tratamento" com palavras hebraicas

Teses de Bélizal, Chaumery, Morel, La Foye e Ravatin

Nas *emergências devidas a genitores variados*, as *emergências devidas à forma* (EDF) são causadas pela *forma* como interceptor em um ambiente ou campo difuso, tornando-o coerente, quer dizer, o potencial energético está presente só que em estado difuso, só falta o interceptor adequado para torná-lo coerente.

Porém, não estamos sugerindo que a energia difusa ambiental sejam *Ondas de Forma* em estado difuso ou potencial, mas sim as condições energéticas propícias a disparar o fenômeno no interceptor. A energia difusa é composta por gravidade, vibração de 7,8 c/s do planeta e a corrente geomagnética, ou seja, os fatores ambientais disparam uma *emergência devida à forma* no objeto interceptor, (objeto não obrigatoriamente polarizado) neste aspecto diferente do que diz La Foye.

Talvez tenhamos a ver com o espectro eletromagnético das ondas hertzianas, como analogia. Nossa improvável emissão se espalha por todo o lado – só perguntas.

No caso das EDI, EDR, e EDP, o fenômeno em curso gera a emergência sendo fruto da energia do fenômeno gerador.

As EDR e EDI, dependendo do evento, podem só ser detectáveis por meio de testemunho, o que não é o fenômeno em si, mas a representação deste. Não esquecer de que em nenhuma delas há emissão de energia, mas de informação, trata-se de um pacote informacional mais ou menos bem definido. A informação é aportada com maior ou menor acuidade. Uma espécie de raio-X com maior ou menor definição. Os melhores pacotes são produzidos por interceptores tridimensionais de tamanho avantajado. O resto é uma garoa...

Ainda no primeiro caso, as EDFs são atributos das características do interceptor. Por exemplo, uma pilha radiestésica intercepta e emergencia todo o equador BMC, enquanto que determinado gráfico apenas faz emergir franjas variadas e não encadeadas do fenômeno.

De forma ortodoxa, comum, como todo mundo faz, medimos no biômetro o percentual de eficiência de emissão de um pêndulo com uma palavra hebraica, no caso, o "Brotará Água", deu 20% de emissão. Avaliamos a seguir o cartão de visita de um professor e psicanalista, alguém que trabalha dentro de um circuito um tanto restrito, o resultado foi de 15%. Em sequência medimos o cartão de visita de alguém mais público, um crítico de arte, curador e autor de vários livros, bem conhecido no meio artístico, deu 25%.

Percebemos que a energia agregada por este último era mais intensa, provavelmente em virtude da exposição nacional do indivíduo por sua atividade profissional. A constatação já esperada da limitada intensidade da palavra em hebraico não foi uma surpresa, uma vez que consideramos a dimensão das letras como fator agregador de potência e que, devido à pequena dimensão, não atinge o valor da massa crítica, pedra de tropeço para os incautos (já fui um deles).

A origem das coisas

Os graus indicados são aqueles do Equador Chaumery /Bélizal.

No início de sua pesquisa das *Ondas de Forma* Chaumery/Bélizal utilizaram uma esfera e perceberam que as vibrações cor então detectadas se deslocavam em espiral ao redor da esfera acompanhando o movimento do Sol. É um fato a se notar, e que nos dá uma indicação interessante quanto à origem dessas energias. Fato apresentado no *"Física"* e no *"Ondas"*, assim como a solução encontrada para eliminar o fato.

Atributos das EDFs

V+ (verde) – Encontra-se na divisória entre o magnético e o elétrico. Cria um movimento alternativo. Promove certo equilíbrio e pode-se considerar o V+ como benéfico. Detectável à volta dos megalitos (menires, dolmens e cromelechs), das igrejas e das capelas. O silício emite em V+. Assim como a silicea (homeopatia).

Az (azul) – Muito benéfico, serve para neutralizar as nocividades e determinar os pontos de neutralização. O V+ e o Az reunidos e postos em contato com uma nocividade telúrica elétrica, a neutralizam. Um ímã. Uma garrafa de champanhe colocada sobre um ponto Az, reequilibra o local e neutraliza o V-. Os aterramentos elétricos devem ser inseridos nesses pontos. O Az não é quase nunca detectável em fase elétrica.

I (índigo) – É uma frequência perceptível em magnético sobre certos produtos com ação sobre o estado geral. Pouco perceptível em elétrico.

Vi (violeta) – É a vibração de equilíbrio dos produtos sadios. Em elétrico é a vibração de equilíbrio da saúde. Entre 45° e 55° corresponde a uma frequência normal. Todos os agressores de estresse e das doenças nos projetam para uma energia entre o V- e o P (preto), o que resulta num estado geral bem degradado.

UV (ultravioleta) – Raramente encontrado em magnético (encontra-se em certos produtos para plantas). É atualmente a origem das emissões que perturbam mais nosso meio ambiental. Ele é transportado pelas correntes telúricas carregadas pelo contato dos aterramentos elétricos, dos postes elétricos ou das torres de alta tensão. Provoca estresse e agressividade, isto é facilmente observável em criações de porcos onde provoca irritabilidade e que se traduz às vezes em canibalismo. Nestas linhas detecta-se o UVe. Os produtos estocados nestas áreas impregnam-se e perdem qualidades energéticas, sobretudo produtos energéticos tais como os da homeopatia.

B (branco) – É a vibração da onda de Chartres, ela é detectável no eixo de todas as igrejas antigas e também nos dolmens e menires; serve de referência para a pesquisa de correntes de água para perfuração. As boas fontes vibram em B, a água da fonte de Lourdes é uma referência. O Be traduz uma poluição da corrente de água pelo elétrico que pode confundir-se com o UVe.

V- (verde-) – É especialmente sentido em elétrico a 90°. É uma das nocividades mais lesivas. No livro *Ondas de Vida Ondas de Morte,* Jean de la Foye descreve muito bem o V-. Esta vibração ultracurta cria na sua passagem rachaduras nos reboques e no concreto, provoca uma forte nocividade nos arredores e induz certas doenças. Raramente perceptível em magnético.

P (preto) – Muito próximo do V- ele assinala entre outras as forças ocultas, a memória das paredes e graves nocividades. Detectável em magnético a 285°, neste caso trata-se de uma força de vitalidade e de estimulação. É perceptível em certos preparados homeopáticos. Também se apresenta em dois círculos magnéticos à volta dos menires bem localizados.

IV (infravermelho) – Com o pêndulo equatorial em fase magnética e o cursor sobre IV reagirá, por exemplo, sobre o vinagre de maçã. O IV reforçaria a resistência aos vírus. Sobre certas linhas telúricas detecta-se o IV elétrico a 120°. Ele provoca estresse e agressividade.

Ver (vermelho) – Detectável sobre produtos anti--infecciosos (em homeopatia a beladona). Raramente detectável em elétrico.

L (laranja) – Encontra-se sobre certos produtos anti-infecciosos (mercurius da homeopatia) e outros. Raramente detectável em elétrico.

A (amarelo) – É uma vibração interessante, detectá-vel em espiral em igrejas antigas. É uma cor repousante. Pode-se vibrar um líquido com amarelo em fase magné-tica (no disco equatorial sem amplificação). Os pontos Az são encontráveis em uma zona A, que é propícia para o repouso. Não se encontra em fase elétrica.

Pi – A 186,15°, esta vibração foi descoberta por Enel e deve ser utilizada para realizar emissões para o tratamento específico do câncer, preferencialmente com o disco equatorial em fase magnética a 276,15°.

V-m – As construções de boa qualidade em geobio-logia devem emitir em Verde negativo magnético.

UV – Origem de todos os seres de luz. Vibração purificante e relaxante. Equilíbrio para os órgãos hiperativos. Acalma o sistema nervoso.

O – Ouro (se capta em Laranja segurando na mão um objeto em ouro). O ouro aumenta a sabedoria, a prosperidade e equilibra o sistema imunológico.

V-em – Verde negativo eletromagnético estará na origem de todos os centros energéticos.

As EDFs emitidas devem ser horizontais em fase magnética e verticais para a fase elétrica.

Utilizar um dos dois pêndulos da ilustração para detectar a direção das emissões (Fig. 08 A e B).

Pêndulo Turenne 2

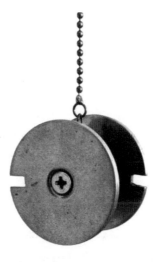

Fig. 08 A – Em substituição ao Pêndulo Universal de Louis Turenne

Pêndulo HV

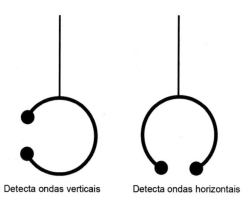

Fig. 08 B – Este pêndulo pode ser construído a partir de peças de bijuteria

Segundo pesquisa do radiestesista francês Roland Gerber, as EDFs têm as seguintes ações para ação a distância com disco equatorial ou semelhante (em magnético):

- V-: relação com o magnetismo (dos imãs).
- B: ação com o plano espiritual; amplifica as sensações.
- UV: relação com o Chi.
- Vi: ação de diminuição; de adormecer.
- I: ação de purificação; de destilação.
- Az: ação de aprendizagem; de construção.
- V+: ação de dissolução; de digestão; assimilação.
- A: ação de reparação; de cura.
- L: ação de equilíbrio das forças.
- Ver: ação de excitação; de aquecimento.
- IV: ação de troca; coloca em estado de instabilidade.
- P: ação de memorização.

Como detectar EDX?

Estas emissões só podem ser identificadas por meio de certos pêndulos, os chamados cromáticos. Precisamente, apenas três modelos o permitem fazer identificando as duas fases.

Pela ordem, primeiro vem o Universal de Chaumery/Bélizal, que é de boa acuidade, mas de longa operação. Suponhamos que a EDF pesquisada seria a última a ser identificada, você tem ideia de quantas operações seriam necessárias para chegar lá? Trinta e seis, é isso aí 36. Ao fim de muito tentar o operador desliza o fio na alça, gira a alça, gira o anel do equador. O operador precisa ser obsessivo compulsivo para chegar ao final. Intragável, faça um favor para você mesmo não compre; além do preço ser sempre proibitivo.

Bem, agora falaremos do Equatorial Unidade de Jean de La Foye, muito fácil de usar (Fig. 09).

Ajuste o anel do equador na cor, uma ponta do fio dará magnético, e na ponta oposta, a fase oposta, o elétrico. Por causa de dois furos finos que são a alma do dispositivo ele é meio ruim de fabricação. Os veios da madeira desviam o percurso da broca e o furo acaba bem torto, e o pêndulo inútil.

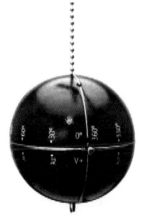

Fig. 09

Nossa terceira e definitiva opção é o Pêndulo Espectro Global de António Rodrigues, que tem todas as qualidades do anterior, sem seus defeitos (Fig. 10). Perfeito! Asseguradamente trabalha em "físico", sem subjetividades, com resultado independente das características do testemunho usado. Recomendamos que façam marcas no fio para biometria e *Ondas de Forma*.

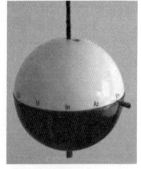

Fig. 10

As fases em Ondas de Forma

As denominações escolhidas e mantidas até hoje pecam por usarem denominações de outros sistemas de medida.

POLARIDADES (positiva e negativa) – Corresponde ao que designa, se bem que ninguém saiba muito bem o que fazer com isso. Normalmente as polaridades não expressam uma qualidade. É mais uma particularidade que pode ser usada como um identificador. Quer um exemplo disso? Encha um copo de água, coloque sobre a mesa, com os dedos da mão direita na posição canônica, abençoe a água. Meça a polaridade. Repita a operação. Oops, inverteu a polaridade, mas continua sendo água benta.

AS TRÊS FASES DAS ONDAS (elétrica, magnética e eletromagnética) – Designação mal escolhida e já por demais empregue em outros sistemas. Gera confusões e dificuldade de discernir qual seu verdadeiro padrão vibracional.

Os Pêndulos hebraicos (elétrico, magnético e eletromagnético verdadeiro) propostos por La Foye iluminam o final do túnel. Temos chances de não mais confundir elétrico com elétrico (Fig. 11).

Os dois verdes (Verde+ e Verde-) este último situado entre o Preto e o Branco do equador BMC, poderia ter sido chamado de Cinza, e apesar de não sê-lo não teria causado nenhuma confusão. Em virtude do nome é muitas vezes visto como uma sorte de "Raio da Morte". Levando-se em conta o operador que estamos lidando, com energias de baixo potencial, portanto em princípio fracamente lesivas. Só perigosas com aplicação direta continuada.

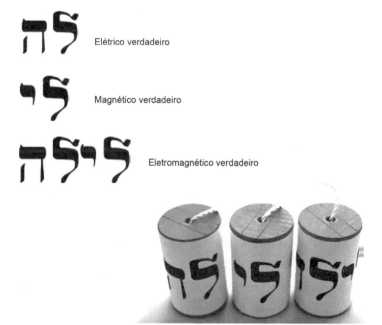

Fig. 11

A baixa potência
das letras/palavras hebraicas

Jean de la Foye tornou-se uma unanimidade a salvo de críticas, pois falta aqueles que poderiam criticá-lo e substância para fazê-lo.

Vamos lá – O próprio La Foye admite que o disco equatorial com os eixos diretores do campo de forma, produto da análise da direção de emissão das letras hebraicas da expressão IAVE, é fraco demais para poder ser usado como aparelho emissor, por isso dá em seu livro dois métodos de amplificação da emissão.

Com um estilo de escrita pouco didática, La Foye não dá maiores detalhes ou dicas para uma construção perfeita. Todos os discos que vi até hoje estavam incorretos, até os meus, feitos em 1989. De lá pra cá aprendi. Abordei um pouco o assunto em meu livro *Radiestesia Avançada – Ensaio de física vibratória*.

O gráfico de referência do Campo Vital, com os respectivos pêndulos montados sobre o testemunho na tentativa de promover o reequilíbrio do campo vital é perfeitamente inócuo devido a sua pequena dimensão.

Apesar das qualidades das palavras hebraicas quando usadas como emissores, sua pequena dimensão não promove o envio a distância, para tal fim, torna-se necessário outra montagem. Da mesma forma, um gráfico com uma palavra hebraica deverá obrigatoriamente ter uma dimensão mínima. As letras apostas ao grafismo geram certo percentual energético que, combinado, efetiva o gráfico.

Pelo exposto, podemos perceber que o uso dos pêndulos ou das camisas como propulsores do fenômeno energético é equivocado. Em vista do que não podemos considerar, como, por exemplo, o método de reequilíbrio do Campo Vital proposto por La Foye como uma técnica de tratamento efetiva.

Observem a dimensão dos corretores da figura 12.

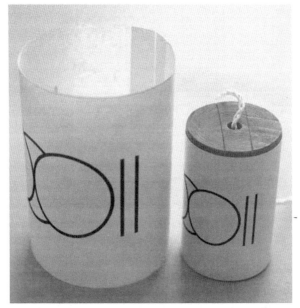

Fig. 12

A radiestesia na prática, pode fazer uso de pequenos testemunhos para pesquisa, tais como cartões de visita, mechinha de cabelo, letras hebraicas sobre um pêndulo, etc.

Mesmo com suas pequenas dimensões, esses testemunhos conseguem ajudar a estabelecer um contato com o objeto da pesquisa via raio testemunho.

Já no caso de corretores ou montagem de dispositivos para emissão a distância, faz-se necessário o uso de instrumentos de maiores dimensões. Para um gráfico radiestésico o tamanho mínimo do suporte será de 15 x 15 cm e daí pra maior, o ideal seria 30 x 30 cm. Por comodidade e falta de informação o usuário escolhe o menor (também tem a questão do preço).

A eficácia dos equipamentos está relacionada com uma expressão logarítmica. O dispositivo um pouquinho menor que o tamanho padrão não envia ou corrige nada, e um pouquinho maior tem seu funcionamento otimizado, chegando a seu potencial informacional perto do máximo.

Só para ajudar na compreensão do funcionamento da coisa, exemplifico: instrumento pequeno = a foto fora de foco; instrumento grande = foto na maior definição. A "foto" será sempre a mesma, variando apenas a resolução.

Alerta: não confundir boa qualidade do pacote informacional enviado a distância, graças à dimensão dos dispositivos, com potência energética. Nunca é demais frisar que as EDFs portam a informação a distância, só informação de maior ou menor qualidade, nunca potência energética. O sistema imunológico ou o campo morfogenético, conforme o caso recebe a informação, é processado e coloca em movimento a ação relacionada.

One more thing – Questionando La Foye

Algumas das práticas de La Foye, seja pela inovação seja pela incompreensão, dado que ele não explica e não detalha nada, fazem a delícia do mundo aficionado. Duas das mais referidas são apoiar o polegar sobre o mínimo e pegar uma folha (recém-colhida) pela ponta, para detectar o campo vibracional de uma planta que se encontra em estado potencial e, portanto indetectável. Quer outro método sem subjetividade? Espete um prego do lado norte da árvore ou um alfinete em uma planta pequena. Elas revelam tudo na hora! E por um período maior.

As grandes dimensões dos aparelhos de Bélizal

À parte uma pequena informação de dimensões, no "*Física*", Bélizal não abordou esse tópico em detalhe (Fig. 13). Ao longo de seus três livros podemos ver a eliminação dos aparelhos de mais difícil aplicação e sua consequente relação com potência. Foram abandonados os pêndulos com figuras da ilha de Páscoa, o Lunar, o Baguá e o Yin-Yang. Só hoje, graças à internet, tivemos acesso às fotos de seu laboratório e podemos constatar o tamanho gigante de seus aparelhos. Duas Bombas C40, pelo menos, e uma pilha de semiesferas com no mínimo 20 cm de diâmetro com quinze elementos, (dá pra fritar ovo).

38 | A Radiestesia em Análise

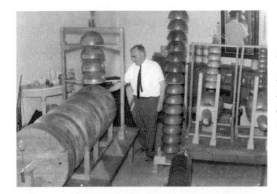

Fig. 13 A

Laboratório de Bélizal, emissores a ondas de choque (gigantes)

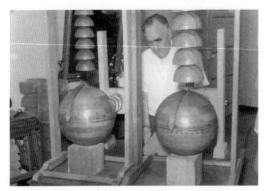

Fig. 13 B

Laboratório de Bélizal, duas bombas maiores que C30, completas

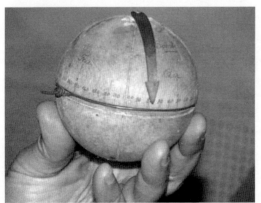

Fig. 13 C

Original da Bomba C30

Oops! – Origens distintas para diferentes conteúdos

Todo o mundo (eu inclusive) já pendulou padrões vibracionais dos mais diversos, dos mais diferentes objetos, frutas, casas, pessoas, animais domésticos, conteúdos espirituais, etc., por um padrão biométrico próprio da Régua Biométrica de Bovis, e estabeleceu comparações, entrando em parafuso analítico. Se não, vejamos: analisamos a chaminé de uma residência, detectamos a cor Ver eletromagnético e em unidades Bovis 17.000, continuando a pesquisa, pendulamos agora o cartão de visita de um editor literário, cor L eletromagnético e 6.500 UB. No primeiro caso temos um padrão correspondente ao potencial energético que não se traduz obrigatoriamente em algo de positivo. No segundo caso temos um conteúdo informacional, resultante da expressão cultural da pessoa e ainda de seu estado de vitalidade.

Como podemos ver são dois conceitos e respectivos valores diferentes:

- Potencial energético
- Conteúdo informacional

Para uma perfeita análise são necessárias pendulagens separadas.

Também não podemos estabelecer comparações entre objetos, "coisas" de natureza diferente, por exemplo, um fruto e uma homeopatia.

Radiestesia e as ambiguidades eletivas

POTENCIAL ENERGÉTICO (homeopatia e demais coisas com elevado padrão vibratório).

Conteúdo informacional ou ainda conteúdo vibracional (ex. emissão em radiônica).

Temos que tentar entender os valores energéticos variados do mundo à nossa volta, que se apresentam por demais díspares. Qual o significado da alta vibração de uma homeopatia em comparação com um fruto natural. Qual a razão da diferença da energia radiante entre um sofisticado templo católico e um menir da remota Idade da Pedra Polida. Estas diferenças precisam de uma análise criteriosa. Mesmo não concordando não podemos ignorar que certos radiestesistas encontram aí valores a partir de 100.000 UB até 6.000.000 UB. Ou tem erro nos valores ou seu significado é outro.

Conflito Defensivo

O caso dos equívocos em radiestesia como resultado de uma reação psíquica involuntária.

Suponhamos um radiestesista que faz uma intervenção vibracional qualquer em saúde, comportamento ou geobiologia, para correção de um eventual problema, após o que, volta a pendular o testemunho para avaliar o resultado positivo ou não da intervenção. Invariavelmente a resposta será sim, positiva.

Por que o pêndulo responde positivamente a questões cuja resposta deveria ser variada?

Chamamos a isso de Conflito Defensivo. Esta postura psíquica é tão forte que é passível de produzir os chamados fenômenos psíquicos, e de influenciar até outros pesquisadores presentes ou envolvidos com o evento específico. Poderíamos abusar da similaridade e falar de fantasia do mecanismo de defesa.

O mundo tangível é movimento, a radiestesia é movimento, no entanto é menos física do que psíquica.

Estrutura de investigação

Um diagnóstico de saúde por meio da radiestesia é um exercício complexo e longo. Em nosso livro *Radiônica – Uma Outra Dimensão da Realidade,* a partir da página 65, damos a sequência de operações para um diagnóstico em radiônica. Para qualquer uma das disciplinas o procedimento é o mesmo, porém com a devida adaptação, coisa que operador treinado fará com facilidade.

O mesmo texto pode ser solicitado sem custo pela internet. Não o incluímos aqui em virtude das diferenças de operação que poderiam confundir alguns.

O livro *Os Novos Gráficos em Radiestesia* apresentou pela primeira vez em português um roteiro para um diagnóstico de saúde por meio da radiestesia. Em virtude do perfil do livro este não é um protocolo exaustivo e completo. O operador poderá, a partir do livro, montar seu conjunto de tabelas e gráficos.

A técnica radiestésica responde ao pensamento do operador, o processo de diagnóstico é o de pensamento hábil em conjunto com a operação adestrada do dispositivo de detecção, seja pêndulo ou placa de fricção em acrílico.

Para proceder à análise o caderno de gráficos em leque deve ficar à direita do operador. O testemunho colocado sobre a área reservada para ele. Quando para a investigação forem usadas as folhas avulsas de diagnóstico, estas devem ficar à esquerda do operador e o testemunho do lado direito, de frente ao pêndulo. O arranjo do local de trabalho apresenta significativa importância para a mente inconsciente do operador. Quanto mais clara for a pergunta e a imagem arranjada do todo, mais clara será a resposta e menor será a ocorrência de "falsos positivos".

Quanto mais claras as forças de visualização do operador, mais clara a resposta radiestésica.

O operador deverá levar em consideração que a orientação em lista sequencial oferece os melhores resultados no diagnóstico radiestésico. A orientação no popular formato de leque ou semicírculo é bastante rápida para análise, contudo menos precisa, e necessita de experiência e memorização das palavras do leque. A lista sequencial é uma forma de leitura natural, da esquerda para a direita, de cima para baixo.

Pode ser visto nos leques de diagnóstico que eles não contêm todas as doenças, órgãos e causas, isto porque seria impraticável produzir leques com centenas de palavras.

Para testemunho ou amostra, dê preferência a materiais orgânicos tais como: sangue, saliva, cabelo. Na falta deles pode ser usada também uma pequena fotografia. É sabido que dependendo do operador são obtidos melhores resultados quando o testemunho da preferência é usado.

O testemunho biológico pode ser afixado a um pequeno cartão para facilitar o manuseio por meio de uma fita durex. No caso de amostras de produtos para investigar, um centímetro cúbico é o suficiente.

É desejável que o operador segure adequadamente no pêndulo, comprimentos errados do fio de suspensão podem gerar respostas falsas.

Em primeiro lugar, o pensamento preciso que vai ser utilizado deve ser ensaiado na mente do operador como: é tuberculose das membranas mucosas dos brônquios?

Este método não tem a finalidade de detectar a presença da doença no corpo físico, seu objetivo é determinar os fatores causadores da doença física. Por meio da técnica temos acesso à força dinâmica ou aura, chamada de Corpo Etérico.

O método radiestésico considera a mente humana como uma forma especializada de computador que raciocina e investiga no preparo do diagnóstico. Em análise, quando a mente do operador detecta o estado de sintonia com a pergunta proposta, surge o que chamamos do momento do "Sim". No Momento do Sim há uma alteração psicológica do operador que se torna aparente por meio de uma reação neuromuscular ou do sentido tátil estimulado conforme a técnica usada.

É essencial que a história de cada paciente seja conhecida juntamente à descrição dos sintomas de que sofre o paciente. Tudo deve ser cuidadosamente anotado na Folha de Trabalho. Um diagnóstico radiestésico não é um diagnóstico médico. O método de diagnóstico radiestésico clássico tem por objetivo descobrir os problemas fundamentais que sustentam a condição de que se queixa o paciente. Uma tosse, por exemplo, é o resultado final de uma variedade de condições que a sustentam, algumas das quais devem ser tratadas antes que a tosse possa ser curada.

Se possível, faça entrevista com o paciente e a coleta do material para testemunho.

O procedimento quando não se consegue facilmente determinar a doença é decidir qual é o sintoma mais preocupante para o paciente. Assim sendo faça uma lista dos sintomas do paciente. Escreva numa coluna simples bem espaçada e depois selecione o primeiro sintoma que exige tratamento.

Aponte para as palavras na Folha de Sistemas com esta pergunta em mente: "Qual a localização geral que está envolvida com o sintoma de XXX do paciente?"

Escreva a palavra ou as palavras encontradas na Folha de Trabalho.

Remova as folhas de Sistemas e substitua pelo leque dos Órgãos.

Apontando para cada um dos órgãos DE CIMA PARA BAIXO, tenha a seguinte pergunta em mente: "Qual é a causa do envolvimento deste órgão, relativo ao sintoma de XXX do paciente?" Anote na Folha de Trabalho. Continue como indicado acima, em todas as localizações.

A informação neste estágio mostrará a localização primeiro e a causa depois. Deve-se finalmente ler a causa primeiro e a localização em segundo lugar.

Podem ser encontrados diversos locais de órgãos, mas suponhamos que um deles seja Ilhotas de Langerhans. Isso então é registrado na Folha de Trabalho. O operador está aprendendo a fazer a análise radiestésica e também a seguir o procedimento padrão de registrar os resultados. Em primeiro lugar, na Folha de Trabalho é registrada cada descoberta à medida que ela ocorre e então, depois disso, se faz a análise final e subsequente sumário.

Apontando para cada folha para determinar os fatores causadores que envolvem cada local detalhado, a pergunta a ser feita durante esta operação é: "Qual a causa do envolvimento deste local com relação à taquicardia?"

Repetir este procedimento para cada localização precisa já encontrada, esses resultados também devem ser acrescentados à Folha de Trabalho.

Esta é simplesmente uma indicação do Campo de Força Dinâmica do paciente em torno de seu corpo e não deve necessariamente ser tomada como indicação do seu estado clínico.

É aqui que a radiestesia pode lançar mais luz sobre o aparecimento de males físicos, pois ela possibilita ao operador o acesso à condição inicial de uma doença, medindo o campo energético. É fácil expressá-lo em percentual, mas tendo-se em conta que 10 ou 20% não devem ser considerados graves, ao passo que 70 ou 80% devem certamente ser considerados como tal. Avalie todos os valores no biômetro, seja lá qual for o aspecto envolvido, a pesquisa do percentual no biômetro é fundamental.

É usual se anotar na Folha de Trabalho itens de condições que possuam valores acima de 30% e itens de órgão iguais a 50%.

O tratamento recomendado – indique linha a linha com a seguinte pergunta em mente: "Esta condição é de importância primária no tratamento?"

Seis índices de tratamento são normalmente selecionados no início e são obtidos dos índices de reconhecimento. Quaisquer técnicas terapêuticas adjuntas podem ser usadas, desde os números de Grabovoi, acupuntura sobre manequim ou gráfico, à condição que seja indicado radiestesicamente.

Duração do tratamento vibracional

Quanto mais índices for possível tratar durante um período de 24 horas, melhor. Por esta razão, a prática normal é a de um índice a cada hora e meia, durante as oito horas do dia, e outro índice que possa passar a noite. Caso não haja a possibilidade de promover estas alterações diárias, faça alternativamente o que for possível dentro dos conceitos aqui ensinados.

É necessário, ao se estabelecer o tratamento de um paciente, considerar o que é mais importante do ponto de vista do paciente. No caso do paciente sentir desconforto num membro, é mais importante eliminar inicialmente o desconforto do que tentar tratar as causas primárias do desconforto.

Não é agradável para um paciente ouvir depois de um período de três ou quatro semanas de tratamento sem alívio da dor, que as causas primárias estão sendo removidas.

Estabeleça uma lista com as principais técnicas terapêuticas existentes.

Para proceder com um tratamento a distância, utilize as indicações aqui expostas, coloque sobre o trabalho radiestésico um cristal de quartzo e outro de calcita ótica que auxiliam no processo de influência a distância. Entre trabalhos diferentes, estes cristais devem ser colocados ao sol para limpeza. Neste caso a limpeza é realizada para eliminar quaisquer informações do trabalho anterior, positivas ou deletérias.

Seleção de um remédio homeopático

Deve-se ter em mente que os remédios homeopáticos agem através do corpo etérico, que por si mesmo já é o canal pelo qual a infecção atinge o corpo físico. Como em qualquer outra operação, o giro do pêndulo mostrará a seleção adequada do remédio. Diversos remédios podem ser indicados, e então eles devem ser escritos na forma de coluna, e mais uma vez examinados.

Suponhamos que dois remédios foram finalmente selecionados, se possível investigue cada um para definir a dinamização e a frequência.

O operador deve levar em consideração que remédios homeopáticos originais e as réplicas fabricadas pelos métodos radiestésicos não são implicitamente iguais, podendo ocasionar receitas diferentes.

Desequilíbrios por estados psicológicos

Uma vez concluído o diagnóstico e elencadas as variantes das tabelas de sistemas, órgãos e causas, devemos partir para investigar estados emocionais passíveis de criar o terreno propício para o surgimento de algum desequilíbrio ou agravamento do caso.

Na disciplina psicossomática o operador encontrará farto material com o qual poderá aprimorar sua análise radiestésica. Os estados depressivos ou de desânimo e de pessimismo tendem a piorar qualquer quadro patológico. Normalmente, nas terapias orientadas por um cunho radiestésico é aconselhável concomitantemente prescrever algum floral capaz de interagir com o estado psicológico presente, aplainando o campo para um tratamento mais eficiente. É aconselhável procurar uma alternativa psicanalítica verbal. As rotinas de vida nos grandes centros urbanos, as pressões variadas, a competição por uma atividade remunerada, o estresse decorrente de algumas relações afetivas, o temor pela precária segurança, pela incerteza, são fatores que propiciam estados psicossomáticos.

Desequilíbrios por estados mágicos

A insegurança quanto ao futuro após o surgimento de alguma doença crônica leva muitas vezes a pessoa a crer na má sorte, na infelicidade, fazendo surgir estados mágicos de encantamento ou automagia. Muitas vezes o doente em desespero procura auxílio de algum praticante da metafísica (eufemismo para macumbê) e aí a coisa que já não era boa tende a piorar (há exceções). Para detectar estes estados o operador deverá utilizar os recursos da radiestesia cabalística. Pendular o testemunho do cliente com os pêndulos na seguinte ordem:

- Shim a direito e invertido
- IAVE invertido
- Magia
- Necromancia
- Forças do mal
- Satã

Não altere a ordem!

Luz Branca

Caso se faça necessário estender a investigação, coloque na sua frente os novos pêndulos a serem usados e estabeleça sua ordem do mais benigno para o menos benigno. A radiestesia cabalística não é tão fácil de executar como deixa supor o texto de La Foye no livro *Ondas de Vida Ondas de Morte*. Nas Emergências Devidas ao Psiquismo muitas vezes as referências podem estar não localizadas ou em fuga, virando uma brincadeira de gato e rato. La Foye apelava para a água benta. Talvez não seja uma má ideia.

Nestes casos, não precisa pendular com todos, pendule aos poucos com prudência e com rapidez. Um pêndulo desses mantido em rotação sobre um testemunho pode contaminar o testemunho com a energia própria da palavra, tornando-o inútil durante um período. O resultado da pesquisa com resultados acima de um percentual de contan.inação acima de 65% é obrigatoriamente tratável (medir numa régua de percentual, como aquela presente nas costas da régua biométrica logarítmica) até chegar abaixo de 35 ou 30%.

Todos os procedimentos de influência a distância (tratamentos) devem iniciar-se com aplicação de Luz Branca (Fig. 14), com testemunho do indivíduo e corretor em hebraico sobre o gráfico Acelerador (Fig. 15 e 16) e uma ponta de cristal na vertical. Sempre que possível utilize um cristal de calcita ótica em seus trabalhos

António Rodrigues | 51

radiestésicos, o resultado é notável. Não substitua o gráfico Acelerador por outros gráficos baseados em palavras hebraicas. O tamanho da fonte para emissão com palavras hebraicas deve ficar entre 84 e 94. Uma vez concluído o tempo de emissão deve-se trocar o corretor pela palavra IAVE.

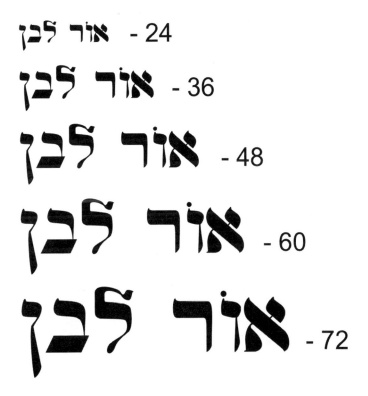

Tamanho da fonte
De 36 a 48, para pêndulos cabalísticos
de 84 a 94, para emissão das palavras.

Fig. 14 A - A frase Luz Branca

52 | A Radiestesia em Análise

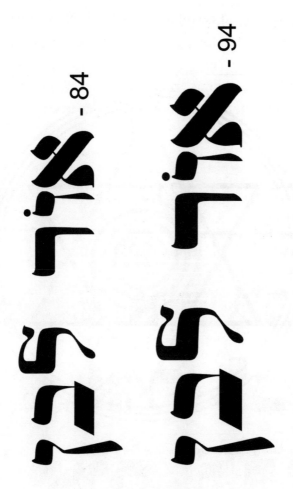

Fig. 14 B - A frase Luz Branca

Gráfico Acelerador

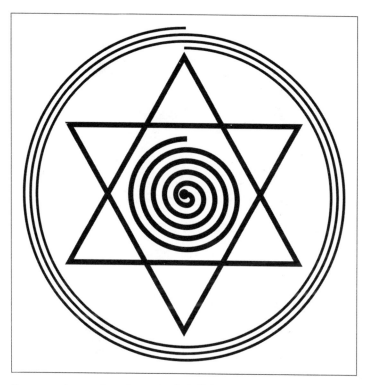

Deve ser usado numa dimensão aproximada de 19,5 x 19,5cm

Fig. 15

54 | *A Radiestesia em Análise*

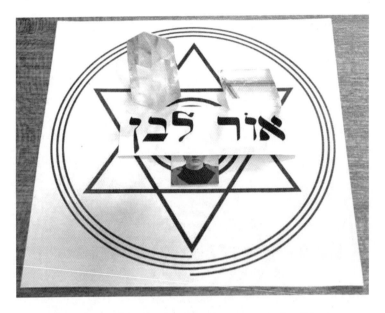

Fig. 16 - Gráfico acelerador com palavra corretora Luz Branca

É comum às pessoas, portadoras de alguma doença (qualquer uma), desenvolverem estados que poderíamos qualificar como de encantamento, mágicos ou de pessimismo, afetando o psiquismo. Os dois corretores propostos auxiliam na eliminação destes estados, permitindo um tratamento para a doença física.

A Luz Branca é uma síntese de todos os raios e das chamas, é o veículo das energias curativas de múltiplas egrégoras. A ação da Luz Branca é tão poderosa que em alguns casos a simples aplicação tem como efeito colateral o "desaparecimento" da doença física. Quando isto acontecer torna-se necessário uma nova avaliação e aplicação da técnica agora indicada.

Corrigindo o Biômetro

Experiências feitas com o Biômetro de Bovis – Abril de 1935.
Por A. Bovis – Presidente da Sociedade de
Radiestesia da Côte d'Azur (França).

"É uma verdade atualmente admitida por todos os cientistas, que todos os corpos existentes na natureza emitem radiações. Estas radiações invisíveis são percebidas por todos os radiestesistas por meio de instrumentos ultrassensíveis, a vareta e o pêndulo.

Mas qual é a natureza destas radiações, como medi-las?

É para responder a estas duas questões que imaginamos o biômetro sob o ponto de vista da construção – pois sua concepção sai um pouco dos dados científicos conhecidos, – baseado, dizemos, na Lei abaixo. Solicitamos aos leitores que leiam com atenção, e procurem compreendê-la:

'Lei de Bovis. Todo o corpo (desenho ou contorno de corpo), de forma alongada, qualquer que seja sua natureza, animal, vegetal ou mineral, tem a propriedade de captar as ondas telúricas quando é colocado na direção Norte-Sul. Se dermos a este corpo uma forma geométrica qualquer, ele tornar-se-á emissor e captador de ondas, qualquer que seja sua posição.'

Para auxiliar na compreensão desta lei, todos os radiestesistas deveriam fazer a experiência seguinte:

Traçar uma reta com lápis ou caneta, não importa, sobre papel branco, um pêndulo colocado não importa em que ponta da reta, dará em toda a extensão uma batida positiva. Orientando agora o traço na direção Norte-Sul, encontraremos:

1. Uma batida positiva ao Norte;
2. Uma batida negativa ao Sul;
3. Uma batida mista no Centro.

Este simples traço tornou-se captador e emissor de ondas.

Se em vez de traçar uma reta, desenharmos um triângulo, um quadrado, um losango, etc. e pesquisando com o pêndulo as radiações sobre os lados e sobre os ângulos, veremos que as batidas se reproduzem sempre idênticas, qualquer que seja a orientação.

Uma anotação importante se impõe. Encontramos sobre os traços, mesmo desenhados sobre metal, ou sobre um corpo em metal, batidas indicando as correntes magnéticas de naturezas opostas, bem distintas. As correntes magnéticas não se curto-circuitam.

Outra pequena experiência nos levará a um segundo reparo: se tocarmos com um dedo da mão esquerda, seja a extremidade da reta orientada, seja um ângulo dos desenhos geométricos, veremos os movimentos do pêndulo mudar de sentido, nos demonstrando claramente que mudamos os polos do magnetismo emitido pelo desenho.

Nosso biômetro é baseado nestas observações.

1. É composto de um losango de uma forma e tamanho estudados de maneira que emita ondas iguais

ao campo magnético de um imã em ferradura: o positivo, o negativo e o misto.

2. De uma régua metálica com 20 cm de comprimento. Esta dimensão foi igualmente determinada pela mudança ocorrida nos polos de um imã em ferradura, cujas extremidades foram unidas por um ferro macio, quando se apresenta a esta distância seja a cor vermelha, seja a dourada. (Usamos a cor vermelha porque ela tem o comprimento de onda de 6.500 angstroms, que é o comprimento de onda mais longa das cores do espectro visível para o homem).

Para facilitar os cálculos, colocamos 100° no ponto dos 20 cm, o que faz com que cada grau de nosso biômetro tenha dois milímetros, e cada centímetro seja igual a 5°.

Tendo estabelecido nosso instrumento segundo estes dados reparamos que, se apresentarmos o lado positivo de uma ferradura, a mudança dos polos sobre o losango se fará a partir de 20 cm, ou seja, a 100°, e que a alteração quando se apresenta o lado negativo se fará somente a partir dos 10 cm, que corresponde a 50°, e que a mudança dos polos quando for apontado o topo do imã se fará a 175 mm, ou seja, 75°.

E ainda, cada polo do imã agirá diferentemente sobre as extremidades do losango, o lado positivo imobilizará o pêndulo sobre as duas extremidades. Positivos e negativos – o lado negativo tornará estas duas extremidades negativas, o topo do imã fará rodar o pêndulo nas duas extremidades do losango.

O que faz com que possamos medir o comprimento das ondas de todos os corpos comparando com as ondas de cor do espectro, e identificar sua qualidade comparando com o imã."

Escondido por detrás de uma inicial

Até há pouco tempo e ainda para alguns hoje, o primeiro nome de Bovis era desconhecido. Eis que tombamos sobre o anúncio de uma empresa francesa de reformas pelo viés da geobiologia, um de seus prestadores de serviços é apresentado como Jacques Bovis, neto de André Bovis. Por certo o neto sabia o nome do avô famoso. Demorou...

Angstrom – o que é isso?

O famoso e indispensável biômetro em uma de suas versões atuais é escalonado em Angstrom. Perfeito na época de sua criação. Lá por 1928, era necessário escolher um padrão de medida reconhecido e válido, uma das duas opções de pesquisa, a chamada radiestesia física, media vibrações reconhecidas e detectáveis sem subjetividade. Foi escolhida então, acertadamente, a medida de comprimento de onda, o Angstrom.

Você sabia que a medida ou número dos calçados é o número de grãos de cevada enfileirados. Padrão bizarro próprio da antiguidade.

No ano de 1947, outro engenheiro francês, André Simoneton, conhecido por sua obra *Radiations des Aliments – Ondes Humaines et Santé*, redesenhou o biômetro original com uma nova dimensão em acordo com o comprimento de onda e com um grafismo novo.

E assim foi usado por 50 anos. Com os erros e acertos que lhe são próprios. Vamos explicar sua problemática e qual a solucionática encontrada. A esse respeito seria interessante consultar *Lugares Altamente Energéticos* de Guido S. Bassler, e *L`Architecture Cosmique* de Georges Prat, os quais lidam com valores acima de 130.000 Angstroms! Bom consultar também *Géometries Sacrées* de Stéphane Cardinaux, que discorre sobre os valores biométricos e apresenta uma alternativa.

Temos dois objetos, uma banana madura e um vidro de homeopatia, qual tem a frequência mais elevada? A homeopatia, claro. Deveria, portanto, dar menos Angstrom no biômetro, porque a frequência é mais elevada, mas dá mais. Dai-me uma luz!

O caso é que, estamos medindo frequência como se fosse comprimento de onda.

- Maior frequência: onda mais curta, menos Angstrom.
- Menor frequência: onda mais longa, mais Angstrom.

O que encontramos no biômetro ao medir? Exatamente o contrário. A solução foi deixar o grafismo como tal, e transformar o valor obtido num padrão abstrato = Unidades Bovis ou Unidades Radiestésicas.

Engraçado, e o que dizer daquela seta gorda na altura dos 6.500 no biômetro clássico? Ao começarmos como radiestesia, fazemos exercícios com o pêndulo acompanhando figuras com o balançar do pêndulo. A seta gorda marca no gráfico um local de atração. Temos no velho biômetro medidas falseadas por causa de uma seta gorda.

Como uma desgraça só é coisa pouca, temos ainda outro problema com o biômetro: as energias com que lidamos são por natureza logarítmicas e a escala do biômetro e nossa compreensão são LINEARES! – Como fazer? – Pendulando muito, trabalhando até dar câimbra no braço, até obtermos resultados positivos, obrigar o corpo/mente a fazer a conversão automática. (As energias projetam-se verticalmente numa espiral dextrogira e segundo uma expressão logarítmica).

Régua Radiestésica Logarítmica

A teoria exposta abaixo pode ser encontrada de maneira fragmentada em alguns sites na internet. Os autores contentaram-se em fazer uma declaração sobre o fenômeno, não discorrendo sobre o assunto na forma estruturada como fazemos e sem apresentar alternativas decorrentes.

Ao desenharmos o novo modelo tentamos mimetizar linearmente a expressão logarítmica, o padrão foi desenvolvido com radiestesia e corrigido geometricamente. Os resultados obtidos são mais aproximados da realidade.

Limitamos o valor máximo a 24.000 UB que é amplamente suficiente e correspondente aos valores reais energéticos.

Voltando aos livros referenciados de Bassler e Prat, e muitos outros testemunhos na internet, ficamos estarrecidos com valores Bovis para o primeiro autor de 150.000 UB em igrejas perdidas no pampa Argentino, e para o segundo do estonteante índice de 820.000 UB na igreja cristã do Cairo. Só para adicionar valores permitindo elaborar um raciocínio, é bom lembrar que a voz humana vai de 200 a 2.000 c/s e a audição de 20 a 20.000 c/s, já o sonar dos golfinhos é de 20 a 1.000 c/s, tudo baixinho.

Vale a pena lembrar que lidamos no mundo real com valores bem mais modestos: 10.000 UB para um bom arroz integral e 18.000 UB para o centro do labirinto da icônica Catedral de Chartres, perto de Paris. Se os valores altos encontrados fossem verdadeiros teríamos uma relação entre os valores normais e os da Igreja do Cairo de algo entre 45 a 82 vezes. Seguramente, ao visitarmos a igreja, entraríamos em estado alterado de consciência irreversível ou então levitaríamos durante a estadia. Os valores logarítmicos são marotos, a elevação tanto poderá ser curta, longa, em estágios ou ainda abrupta e paulatina.

A mente inconsciente do radiestesista ao sentir a abrupta elevação do valor logarítmico ajusta erradamente isso a um valor linear, e vai lá parar nos confins das centenas de milhares de Bovis. É uma pedra de tropeço. Um mata-burro.

Representamos graficamente o que nossa mente é obrigada a fazer para ajustar valores entre duas réguas diferentes entre si. Trata-se de uma representação por aproximação. É uma melhora.

Omitimos qualquer informação escrita na área da régua para não interferir com a ação de pesquisa.

A Régua Biométrica para pesquisa em radiestesia, com escala logarítmica, dispensa a conversão mental do logarítmico para o linear.

Se receber a régua em arquivo PDF, não a redimensione para acomodar o comprimento à dimensão do papel A4. A régua diminuída indicará valores alterados (Fig. 17), imprima em papel A3.

- Lado 1 – Régua biométrica logarítmica para análise em valores Unidades Radiestésicas (UR).

- Lado 2 – Régua para análise radiestésica em valores numéricos ou percentuais.

António Rodrigues | 63

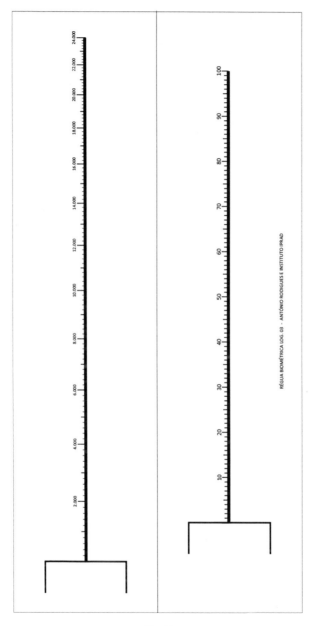

Fig. 17

Alguns valores variados detectáveis no Biômetro

0 – 3.000 – Nocividades abstratas, maldições, encantamentos, possessões. Os Moais de Ilha de Páscoa vibram a 2.500 UB.

Frequências – produto do pensamento negativo (raiva, cólera, maldade) ou por objetos cuja forma é contrária à harmonia do mundo físico. É um patamar de energias desvitalizantes, podendo influenciar os eventos em curso, provocando a má sorte e os acidentes. Encontram-se nesta categoria as maldições as possessões demoníacas como também as ondas nocivas telúricas Ve e Pe.

3.500 – 5.500 – Nocividades físicas, ondas telúricas, ondas eletromagnéticas, radioatividade, doenças, venenos...

- Vírus e bactérias 3.500 – 5.500 UB.
- Tomada de força em casa 5.000 UB.
- Celular de 5.000 a 5.500 UB.

Trata-se de frequências nefastas criadas por organismos patogênicos e também pela poluição eletromagnética e radioatividade. Elas são abióticas. Hoje, a poluição das correntes telúricas naturais dos campos eletromagnéticos, as saída das centrais elétricas e dos postes nas ruas disseminam em grandes áreas condições impróprias à vida, este é o caso das casas "o câncer" edificadas em sua proximidade.

Os humanos têm certa capacidade de resistir a lugares nefastos. Porém esta capacidade é limitada, durando certo tempo. A frequência desarmônica persistente acaba por impor um desequilíbrio.

6.000 – 10.000 – Neutro e benéfico.

Trata-se de frequências normais em nossa vida cotidiana, elas são bióticas e formam nosso conteúdo informacional. A fronteira máxima de nosso campo vital é de 10.000 UB. Para além deste patamar as informações não se reportam mais ao físico e ao ser vivo.

- Os materiais neutros (madeira, pedra) vibram entre 7.000 e 8.000 UB.
- Sal grosso não industrializado, 8.000 UB, (usado uma vez deve ser descartado).
- Planta verde adulta (de apartamento), 8.500 UB.
- Um jardim dentro de uma cidade, 8.500 UB.
- Árvore adulta na natureza, 9.500 UB.
- Homem adulto, 9.500 UB.
- Criança saudável, até 10.000 UB.
- Meia concha de vieira, 10.000 UB.
- Corpo de santo católico milagrosamente preservado (Padre Pio), 10.000 UB.

10.500 – 13.500 – Campo cosmo telúrico benéfico.

Trata-se de frequências de troca e de transmissão de energias entre os objetos, e também dos seres vivos. Detectável também em certos objetos e desenhos reequilibradores.

66 | *A Radiestesia em Análise*

- Garrafa de Champanhe de La Foye, o Gráfico SCAP em uma das versões, 12.000 UB.
- Uma esfera de madeira com um furo até ao centro, 12.000 UB.
- Sal consagrado, 13.500 UB.

14.000 – 18.000 – Magia passiva, talismã de proteção, símbolos tipo pentagrama, anel atlante, etc.

Trata-se de uma energia gerada para proteção de pessoas ou lugares, contra ações mágicas ativas.

- O Phi de Lafforest, 14.000 UB.
- O pentagrama, 14.000 UB.
- Anel ou barra Atlante, 14.000 UB.
- Carta do Tarô de Marseille, 14.000 UB.
- Pedra com furo, 15.000 UB.
- Selo de Salomão, 17.000 UB.
- 15.000 UB, parece ser um patamar para origens várias da magia.

18.500 – 24.000 – Magia ativa, certos instrumentos de La Foye e Bélizal.

Trata-se do patamar das ações inexplicadas dos conteúdos da magia ativa sobre os acontecimentos do mundo físico. Relacionado também com fenômenos aportados por entidades inteligentes.

- Certos objetos cerimoniais, 19.000 a 23.000 UB.
- Formas, pensamento ou egrégoras, 22.500 UB.
- Patamar de certo mundo espiritual, com manifestação de entidades, 24.000 UB.

Acima destes padrões certas energias mostram-se instáveis, havendo fuga das referências. Valores obtidos com régua logarítmica, com régua linear, acima de 10.000, disparam para patamares irreais.

O óleo vegetal pode ser usado para receber cargas energéticas bastantes significativas e em seguida transmiti-las para qualquer organismo vivo. A água tem uma capacidade conhecida de "memória", mas com limitada capacidade de carga, sendo, portanto, mais informacional do que energética. Uma água mineral de alta qualidade alcança uma UB de 10.000. Engarrafada perde ao longo do tempo sua carga energética.

As pedras roladas de rio vibram entre 7.000 UB e 8.000 UB, havendo variantes.

As pedras lisas vibram a 7.000 UB e as pedras porosas a 8.000 UB.

Uma pedra a que foi aplicado um furo passante, vibra nas proximidades do furo entre 13.000 UB e 15.000 UB.

As pedras cristalinas como o granito têm maior capacidade de reter energia que as de calcário.

Menires e outras construções megalíticas podem apresentar vibrações absurdamente altas, contudo é necessário observar isto com algumas reservas e tentar entender estes valores em comparação com os demais do mundo vibracional.

As fantasias de Bélizal

Autor de dois livros que mudaram a história da radiestesia, abrindo novos caminhos e adentrando áreas de experimentação inéditas, Bélizal, no entanto, peca por exageros e fantasias deslavadas, quando não até por imprecisões culturais.

O mundo real é bem mais sisudo. As fantasias do titio enfeitaram a disciplina e fomentaram o folclore radiestésico, foi mal...

- O mar nos Andes – teria tido mar nos Andes porque a Lua ficava mais perto da Terra!
- Pêndulo Egípcio – na realidade um amuleto, bem documentado no Museu do Louvre.
- Veneno nas múmias – para matar os invasores de túmulos (sai veneno, sai veneno).
- Anel Atlante – confundindo Atlântida com Egito.
- Howard Carter – protegido da morte em 1922 pelo anel que nessa hora se encontrava na França, desde 1868. E como só existe um anel, no passado só teve um egípcio protegido.
- Orientação no mar com radiestesia – todos os povos se orientavam pela posição das estrelas.
- Radiodermias – por exposição aos instrumentos radiestésicos, a experimentação não o demonstra.
- Morte de Chaumery – aos 77 anos, considerada prematura. Supostamente ele foi desidratado pelo V-.

- Orações em geobiologia – como método efetivo e permanente de reequilíbrio.
- Móvel egípcio – todos os demais móveis da mesma origem emitem ondas variadas. Curioso observar que a forma "pilha cósmica" está à direita no móvel e invertida na ilustração do *"Ensaio"* (Fig. 18 A e B).
- Os Moais – com sua energia deveriam afugentar eventuais invasores. Bem ao contrário do que diz Bélizal, a maioria dos Moais está olhando para o interior da ilha.
- Artérias de água – cruzando o Planeta, um verdadeiro atentado à geologia.
- Equilíbrio das forças compensadas – como se existisse dualidade dinâmica entre as duas energias, a cósmica e a telúrica. Na realidade elas são completamente independentes.

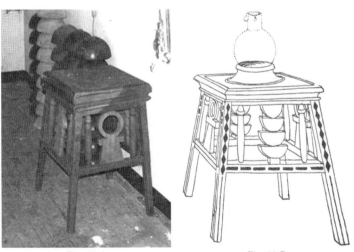

Fig. 18 A *Fig. 18 B*

Mais confusões e nós

Pêndulo neutro com três nós para os níveis (o nó usado é o nó de parada). Só válido para pessoas muito treinadas e com um psiquismo desenvolvido, que era o caso de La Foye, reportado por Bardet, em *A Assinatura do Deus Trino*.

Há certo gosto pela utilização de nós no fio de suspensão do pêndulo com o intuito de parametrizar os dados e a utilização. Porém a possibilidade de confusão é enorme, vejamos os nós clássicos que são:

- Um nó para o ponto de suspensão do pêndulo comum;
- Três nós para os três níveis (La Foye);
- Três nós para as fases elétrico, magnético e eletromagnético (Bélizal);
- Três nós para biometria, *Ondas de Forma* e *Cores Físicas* (Bélizal);
- Um número variável de sete a doze nós para as *Cores do espectro* das *Ondas de Forma* (Bélizal).

Num total de 22 nós, se aplicarmos tudo isso não teremos mais um fio e sim um gordo nó. Não perdendo a oportunidade para a piadinha, um nó Gordio.

Podemos ainda montar um pêndulo com nó no fio para Espiritual, o plano das entidades espirituais e mais um nó para o Plano Físico, o da matéria. E por aí vai...

Outro caso é o do *Norte de Forma*, já abordado em trabalho anterior (Os Novos Gráficos em Radiestesia).

É tendência geral se deixar levar pelo gosto do "prato pronto". No entanto, algumas dessas propostas encontram-se ao nível da experimentação e são praticamente irreprodutíveis na prática diária. Muitos desses conceitos, se tivessem sido revistos por seus autores, teriam sido descartados. Fazem parte de um processo de pesquisa, de uma evolução.

Antena Lecher

A Antena Lecher é pouco usada no Brasil pelo fato de ser importada, já na Europa é muito usada e existem vários fabricantes. Assim mesmo, pela relevância do tema, faremos uma análise da dita.

O físico austríaco Ernst Lecher desenvolveu um princípio, os chamados fios de Lecher que demonstram a existência física das ondas.

Mais tarde o também físico alemão Reinhard Schneiber adaptou o referido princípio para uma espécie de vareta com características bem específicas, criando o mais sofisticado instrumento para radiestesia (Fig. 19).

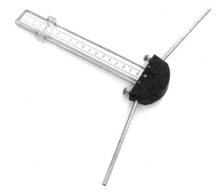

Fig. 19

Como funciona? É composta por um arame dobrado em U com um cursor que encurta ou prolonga a antena. Contém uma escala métrica permitindo aferir a frequência desejada. Em princípio, cada comprimento de antena se sintoniza com a frequência de determinado corpo ou testemunho, segundo tabelas catalogadas por temas. Será?

Segundo os fabricantes em seus textos para divulgação, indicam que a antena trabalha na faixa dos 9 GHz em média. Mais precisamente quando o cursor está em 18 cm, sintoniza a frequência de 1,66 GHz e quando em 2 cm, na frequência dos 15 GHz. Só como referência para os leigos, as frequências dos celulares situam-se entre 800 MHz e 2,5 GHz. – 2,5 bilhões de pulsos por segundo (Fig. 20).

O corpo humano em teste percebe vibrações de muito mais baixa amplitude. Pessoas dotadas de certas habilidades psíquicas conseguem identificar Cartas Zener, a cor de cartolinas no escuro, só pelo tato. Conseguem detectar coisas variadas como frutas, estado vibracional de órgãos, etc. Enfim, tudo o que é normalmente analisado na radiestesia encontra-se num patamar vibracional compreendido na faixa do vermelho visível, daí para baixo, ondas longas ou mais baixo ainda.

A Antena Lecher não mede fisicamente nada, apenas introduz outro valor vibracional ao padrão real. O comprimento da onda na faixa do vermelho tem um tamanho em quilômetros, o que daria uma antena maior que as velhas antenas espinha de peixe usadas até recentemente para captar TV analógica e que às centenas faziam parte da paisagem urbana.

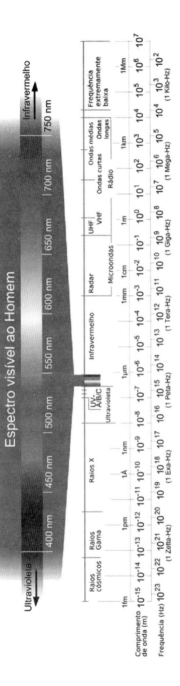

Fig. 20

Se os valores da tabela de Lecher fossem reais, teríamos a tireoide pulsando a 4 bilhões de vezes por segundo, frequência da radiação cósmica, seríamos luz.

Não quero dizer, contudo, que a Antena Lecher não funciona radiestesicamente, apenas não é física como se pretende. A velha forquilha e o Lobo Antena também não o são, porém seria ótimo se o fossem, provavelmente teríamos resultados de análise muito mais precisos e mais independentes das características do psiquismo de cada um.

Espinha na garganta – A mesa radiônica em colisão com a radiestesia.

Esta é uma história que remonta a 1965 – trata-se do Escargot Seletor (concha seletora) criação de André de Bélizal e Paul-André Morel. Tem foto do original na internet. Tem também sua reprodução para eventual montagem no livro *Os Novos Gráficos em Radiestesia*, (Fig. 21 A e B). O instrumento é formado por um disco de madeira graduado, com uma concha indiana de zinco inserida no centro do disco em encaixe rebaixado, e outra concha em cobre sobreposta centrada no mesmo ponto e que permite, por sua rotação, promover seleções, análises de um testemunho colocado no ponto central do disco. Por costume, alguns dos instrumentos de Bélizal eram divididos em Grados, divisão do círculo em 400. No livro de Bélizal *Física Microvibratória,* tem uma tabela de localizações orgânicas, em seus grados específicos. O instrumento original tinha ainda uma bússola para permitir sua orientação. Com auxílio de um pêndulo de cone virtual era possível estabelecer diagnósticos de saúde. O interesse pelo instrumento hoje em dia é meramente informativo para o leitor radiestesista ter uma visão mais ampla do universo radiestésico. A metodologia de pesquisa alterou-se se aproximando mais da lógica utilizada na radiônica e também com o uso dos gráficos formato leque.

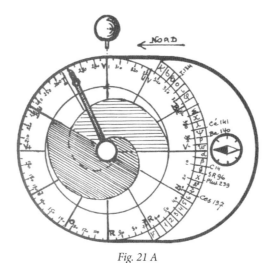

Fig. 21 A

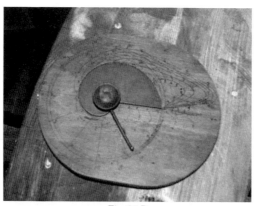

Fig. 21 B

Copiar coisas inacessíveis para poder ganhar informação não é pecado, porem há que fazê-lo bem, senão não há informação alguma, apenas sobrevive a caricatura da coisa não compreendida. É nosso caso, – explicando: um conhecido radiestesista local fez uma adaptação do Escargot, batizada de Mini Gerador. O dispositivo conta com um disco com a representação dos órgãos humanos, todos fora do local indicado por Bélizal. Tem também um decágono oculto e um fio circular metalizado, com um pequeno segmento, parecido com a forma Tetard de La Foye, e ainda dois círculos externos à forma principal para emular o norte de forma artificial – incompletos. Em consequência, é um instrumento psicotrônico, para o bom e para o mau.

Ter o talento para criar "coisas" é uma tarefa apenas para alguns. Por analogia usaremos o exemplo da música. O artista pode ser um bom maestro, saber tudo de música, mas não ter habilidade para compor.

Outro exemplo, na nossa área: é conhecido o caso dos Laboratórios Delawarr de radiônica. Entre seus integrantes tinha George De La Warr, o teórico com estofo acadêmico e com talento para elaborar teorias, princípios de funcionamento. Tinha Marjorie esposa de George, sensitiva com maiores habilidades que os demais, capaz de detectar índices variados na placa de fricção, responsável por construir boa parte das famosas tabelas Delawarr. Tinha Leonard Corte, assistente, pessoa dotada de uma particularidade, era médium de efeito físico, responsável involuntário pelos bons resultados na execução de fotos radiônicas. Temos um relato curioso do caso no livro *Healing With Radionic* de E. Baerlein e A.L.G. Dower. A versão em espanhol do livro tem o título *Salud por la Radiônica*.

E, finalmente, a pessoa chave em nossa dissertação: Mr. Stevens (the build maker), aquele indivíduo capaz de transformar as ideias, os intentos dos outros em aparelhos funcionais. Esse talento, essa habilidade, não se vê presente entre nossos artistas locais.

Tem um caso ilustrativo icônico de certo radiestesista que criou um gráfico radiestésico assim constituído: montado sobre uma placa de fenolite cobreada, (um dos inventores do uso da fenolite fui eu, António, lá nos idos de 1989). O gráfico conta ainda com alguns círculos concêntricos, invenção dos irmãos Servranx e Cia. E para completar, um símbolo de Luxor no centro. Segundo uma familiar do "inventor", foram 20 anos longos de pesquisa. O que denota uma evidente falta de habilidade.

Demos uma longa volta, mas, retomemos o assunto. Em algum momento um arquiteto chamado Manoel Mattos assistiu a uma explanação do radiestesistas Juan Ribaut sobre o Mini Gerador. Mais tarde apresentou sua própria interpretação do instrumento.

A intenção de Manoel Mattos decorre de uma tentativa de racionalizar o procedimento, elaborar um instrumento passível de permitir fazer um diagnóstico radiestésico abrangente num único local e o subsequente tratamento no mesmo espaço. Uma tentativa de mimetizar a prática radiônica com baixo investimento e um treinamento para a operação mais acessível. O resultado porem não responde aos anseios do projetista, resultou num aparelho que não é radiestésico nem radiônico. Talvez, psicotrônico simbólico. A notar que, os aparelhos psicotrônicos funcionam por suas qualidades intrínsecas, sendo carregados pela energia psíquica do operador.

Nos 30 anos seguintes, Manoel Mattos produziu uma vintena de mesas radiônicas, passadas por entidades espirituais. A cada dois anos tinha uma nova, "mais potente que as anteriores". Se assim fosse a versão 20.0 daria para fritar ovo ou fazer curas instantâneas, de dar inveja no João de Abadiânia. Todo o mundo com um filho sabendo usar Ilustrator ou Corel Draw, fez suas mesas. Hoje tem mais mesa que mosquito da dengue.

Damos a seguir uma lista com algumas das ditas, pelos nomes dá para ficar alerta quanto ao conteúdo (Fig. 22).

- Mesa Psicotrônica Metatrônica de Hórus;
- Mesa Psicotrônica Quântica Estelar;
- Mesa Radiônica;
- Mesa Quantiônica;
- Mesa Metatron;
- Mesa Radiônica Quântica;

- Mesa Draguiônica;
- Mesa Radiônica Tachyônica;
- Mesa Cristalina;
- Mesa Radiestésica Holística;
- Mesa Melquisedec;
- Mesa Cósmica Quântica;
- Mesa Quântica das Maravilhas Místicas;
- Mesa Radiônica Quântica de Ambientes;
- Mesa Radiônica Quântica Multidimensional.

Tem mais, mas por agora já chega.

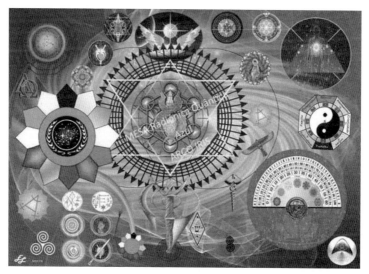

Fig. 22

Pior que o dispositivo, seu manual de operação é um verdadeiro mergulho no reino da patafísica. Fala uma linguagem pseudo espiritualista, uma espécie de versão tupiniquim das escolas do saber ou ordens esotéricas. Se já era difícil lidar com Israel Regardie ou Aleister Crowley, com as mesas virou o irracional elevado ao paroxismo. Um espaço próprio para os crentes nas utopias que assolam nossa cultura tais como:

- Continente perdido de Mu;
- Lemúria;
- Atlântida;
- Terra Oca;
- Exilados de Capela.

Uma batidinha de Haldol viria a calhar.

Duas afirmações da lavra de seus praticantes, para evidenciar o nível do "enrolation":

- A mesa está na 21ª dimensão!!!
- Os táquions são partículas crísticas de infinito amor!!!

Máxima que poderia ser de Mermet: quem não entende de radiestesia faz mesa radiônica.

A forma é a envoltura da pulsão, portanto sua essência. A análise das formas passa pela presença e avaliação de alguns fatores que são:

- Forma;
- Dimensão;
- Cor;

- Energização, se houver, alimentada pelo psiquismo, pelo movimento ou magnetismo, entre outros;
- Significado da representação;
- Gravidade.

Na análise das formas, os objetos são classificados conforme suas funcionalidades e divididos em três grupos:

Podem ser TÉCNICOS quando respondem a funções determinadas, objetivas do cotidiano; ESTÉTICOS quando a função é subjetiva ou de valor cultural, ou ainda ONÍRICOS quando são produtos do mundo imaterial, do universo da fantasia ou dos sonhos.

Os objetos, quaisquer que sejam, têm suas funcionalidades expressas quando do redimensionamento de sua dimensão. Portanto, não basta uma bolinha rosa ou um grafismo em hebraico com 1 cm de diâmetro para produzir determinado resultado, precisa de definição e dimensão. O princípio da massa crítica é conhecido na física e irrefutável.

Analisando brevemente o instrumento

Contrariamente aos instrumentos radiestésicos que são, via de regra, monocromáticos, preto sobre branco, as mesas são multicoloridas. O resultado disto são energias cromáticas interferindo na forma. Exemplo: temos uma pirâmide tubular sobre uma mesa, o que ela emite? Na base, o Equador Chaumery/Bélizal; do ápice para dentro Verde Negativo e do ápice para fora Verde Positivo, tudo no espectro indiferenciado. E ainda algumas outras características.

E se em vez de tubular fosse de cartão ou chapa azul ou rosa? Certamente emitiria todo o padrão anterior mais a cor do material. E se a base fosse o fundo multicolorido das mesas? Uma amálgama indetectável, uma sopa.

O que dizer do uso do pêndulo bem distanciado do método radiestésico. O operador gira voluntariamente o pêndulo sobre um dos grafismos com a presunção de ativar algo.

O pêndulo, em giro espontâneo sobre algo, pode transferir, projetar energia à condição que o pêndulo tenha essa qualidade, e são raros.

Radiografia da mesa radiônica quântica com radiestesia clássica

- Tem polaridade negativa acima do decágono;
- O dispositivo apresenta 5.500 Unidades Bovis;
- Tem como emergências devidas à forma = Ver. mag.e V+ e;
- Acima do cristal emite magia e necromancia.
- Por ser pequeno, fino e sobre fundo interferente, o decágono está fora de suas características de funcionalidade.
- Toda a detecção com o dispositivo fica por conta do psiquismo do operador.
- A profusão de cores e formas demasiado juntas impede o funcionamento efetivo (pela forma) do dispositivo.
- Como dispositivo de análise e tratamento, seu potencial é zero.
- Suas funcionalidades não são expressas.

Ainda – como a resposta psíquica está relacionada com a mensagem visual enviada para o inconsciente a resposta que dele advém é errônea.

Em virtude do que foi detectado sobre o dispositivo percebemos que os praticantes da mesa trabalham com o imaginário.

É um dispositivo estético e simbólico, classificado por sua criadora de dispositivo psiônico, o que também é em sua origem outra coisa (ver Definições das técnicas relacionadas).

As formas são subjetivas, por exemplo, temos algumas bolas coloridas as quais atribuem propriedades, o que é claramente fantasioso, e outras multicoloridas com degradês, um cata-vento com pétalas coloridas.

Alongamo-nos sobre o tema por sua gravidade, é um desconforto ver o descaminho que um conhecimento que nos é querido tomou. Não ficamos apenas no aspecto conceitual, já que os atendimentos com a referida mesa apresentam até um viés legal.

CAPÍTULO III

Definições das técnicas relacionadas

Radiestesia – Pequeno conjunto de técnicas que permitem ao operador levantar informações sobre qualquer tema que se encontra não explícito ou oculto, mediante o uso obrigatório de um instrumento. O aparelho que permite a obtenção das informações é o psiquismo do operador. Como as energias envolvidas são extremamente tênues, elas são percebidas inconscientemente. O praticante treinado consegue pela técnica estabelecer um diálogo entre o inconsciente e o consciente, sob vontade, ou seja, no momento desejado e por meio de uma reação neuromuscular, imprimir ao instrumento radiestésico um movimento convencionado.

Radiestesia é um método de análise, e só isso. A observação do instrumento indica ao operador o resultado esperado.

Algumas práticas erradamente relacionadas com a radiestesia são objeto de outras denominações.

Radiônica – Método de diagnóstico e de influência a distância que faz uso de máquinas eletroeletrônicas ou virtuais, no caso, representadas por variados grafismos simulando de formas variadas as máquinas tradicionais (Fig. 23). Como em outras técnicas, há envolvimento do psiquismo do operador, sendo a melhor máquina aquela que menos depender do psiquismo do praticante. Contrariamente a outras técnicas que analisam os temas de forma genérica, a radiônica o faz de maneira específica, já que existem índices representando numericamente o objeto analisado ou em "tratamento".

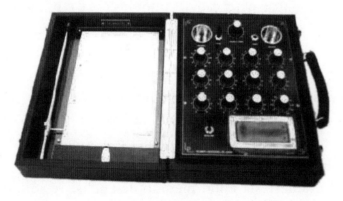

Fig. 23

As máquinas radiônicas são divididas em categorias conforme seu modelo construtivo:

RADIÔNICAS FÍSICAS, em princípio eletroeletrônicas seguindo um esquema racional.

Radiônicas virtuais, montadas a partir de um esquema representativo da função dos componentes. Existem múltiplas variantes na categoria, chegando às máquinas onde a organização se restringe ao aspecto da tampa frontal do instrumento. Alguns modelos são vazios, isto é, sem componentes ou sua representação. Tem ainda os modelos semivirtuais com alguns componentes ativos, por exemplo, fios interligando os variados componentes. Existem ainda as máquinas simbólicas onde a representação se faz pelo símbolo, não pela ação que ele representa. Por exemplo, o uso do símbolo do transistor no lugar de algo representando a amplificação.

Estritamente sob o prisma custo/benefício talvez a melhor escolha seja a máquina semivirtual, com um custo a partir de R$ 350,00 contra uma física que parte de R$ 1.000,00 até R$ 3.000,00 ou R$ 5.000,00.

Ondas de Forma – Muitas das atividades atribuídas à radiestesia são na realidade práticas relacionadas com as *Ondas de Forma, Emissões Devidas às Formas*, ou ainda *Emergências Devidas às Formas*, por exemplo: usar um pêndulo ou alguma vareta é radiestesia, usar um gráfico ou uma pirâmide para qualquer fim é *Ondas de Forma*. A forma mediante uma posição determinada faz surgir um espectro energético específico com certas qualidades fisicamente comprováveis.

88 | A Radiestesia em Análise

Psicotrônica – Disciplina desenvolvida a partir das pesquisas do tcheco Robert Pavlita nos anos 1950. Os geradores psicotrônicos de Pavlita uma vez carregados com a energia psíquica do operador, espontaneamente saem do estado de inércia e executam a ação para a qual foram construídos (Fig. 24). Esta ação pode dar-se de duas formas: pela vontade expressa do operador, ou por sua ação involuntária. Todas estas ações são de difícil controle, não havendo a certeza do resultado positivo do ato. Ao executar qualquer ação o psiquismo do operador será envolvido em graus variados. Quando do uso de certos instrumentos cujas funcionalidades não estejam expressas, ou que seu arranjo espacial seja incorreto, o resultado desejado pode ser alcançado em maior ou menor grau graças ao envolvimento psíquico involuntário do operador.

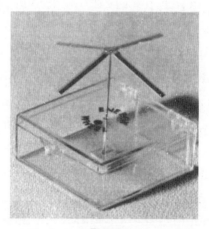

Fig. 24

Psiônica – Tem três significados.

1º. Segundo a Wikipédia: "Psiônica é o estudo ou prática do uso da mente para produzir fenômenos paranormais." Exemplos disso incluem empatia, telepatia, telecinesia, etc. É um termo muito usado em ficção, ou em outros trabalhos sobre fantasia e ficção científica, bem como em vídeo games, especialmente nos RPGs.

2º. Disciplina radiestésica de análise de estados patológicos e escolha de homeopáticos, praticada por homeopatas ingleses.

3º. Denominação fantasiosa de fabricantes de produtos e terapeutas americanos na tentativa de atribuir valor a produtos ou atos.

Para o americano, um *aurameter* não é um instrumento radiestésico, trata-se de um *Psionic Device*.

O ponto de suspensão e outros detalhes nos pêndulos

No lugar dos nós preferimos costurar uma linha colorida, (enrole e costure). Esta opção é válida para os fios, cordões e também para as correntes. Somos adeptos do "menos é mais", portanto restringimos ao mínimo o número de nós ou marcas em cada pêndulo.

Os pêndulos estão divididos em duas categorias: Pêndulos Comuns e Pêndulos Técnicos.

São para uso COMUM todos aqueles que não têm qualidades intrínsecas, aqueles cuja diferença entre si restringe-se ao material e à forma, que tem apenas um valor estético.

Em sua prática com os instrumentos, o radiestesista é levado a classificar seus resultados e facilidade de operação com um ou outro instrumento, coisa perfeitamente normal devido ao tipo de relação e energias envolvidas no processo. Todas as nossas escolhas e relações com o mundo externo têm um forte componente subjetivo.

São pêndulos TÉCNICOS todos aqueles que têm uma função específica e são usados para esse fim especial, por exemplo, Pêndulos de Polaridade para detectar polaridade, apenas. Pêndulo Universal para detectar o espectro das *Ondas de Forma*. Não podendo ser utilizados para uso comum.

Pêndulo comum para uso geral

Recomendamos a escolha de um instrumento simples e pequeno, talvez metálico (Fig. 25). A maioria dos pêndulos, apesar das variadas formas, é comum, sem qualidades intrínsecas. A escolha da forma se faz por questões estéticas, levando o operador a acreditar em qualidades subjacentes. Este pêndulo não necessita de cuidados especiais. Em caso de suspeita de saturação energética

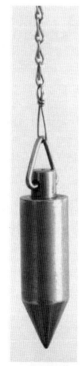

Fig. 25

(coisa que não é tão comum), lavar brevemente e secar ao sol por um curto período.

O comprimento do fio para respostas SIM/NÃO, pode ser encontrado com o pêndulo suspenso sobre a palma da mão livre, deixe escorregar lentamente até que o pêndulo entre espontaneamente em giro. Esta dimensão é de 8 cm. Já para questões onde o instrumento deve indicar um ângulo ou direção, suspenda-o com um comprimento entre 12 e 15 cm, dependendo do grafismo analisado. Este tipo de operação chama-se com pêndulo lançado.

Pêndulo Mindtron

Pêndulo cromático limitado ao espectro indiferenciado ou eletromagnético. Foi criado como opção mais equilibrada ao Cone Virtual, que é sabidamente meio vacilante por causa do centro de gravidade ora em cima ora em baixo.

As marcas do fio de suspensão permitem detectar biometria a 8,8 cm e *Ondas de Forma* a 12 cm, por coerência assinalamos no fio apenas esta última.

Criado por António Rodrigues em 2000.

A escolha do Pêndulo Espectro Global seria uma melhor opção.

Pêndulo Cone Virtual em Plástico

Opção mais moderna e mais estável com centro de gravidade mais baixo, permitindo uma pendulagem com melhores resultados. O disco que se desloca ao logo do palito o faz por meio de um anel de pressão, facilitando a operação de ajuste das "cores". Este pêndulo cromático é limitado ao espectro eletromagnético (Fig. 26).

Duas marcas no fio são possíveis, porém ficamos apenas com aquela para *Ondas de Forma* a 9 cm.

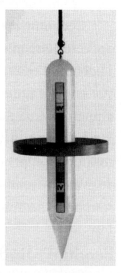

Fig. 26

Desenvolvido por António Rodrigues em 2002.

A opção mais completa para este pêndulo seria o Pêndulo Espectro Global.

Pêndulo de Cone Virtual

Criação de Chaumery/Bélizal – detecta apenas o espectro indiferenciado ou eletromagnético. Bélizal se refere a ele como: "Este pequeno pêndulo de laboratório é dos mais preciosos, particularmente para todas as pesquisas e diagnósticos em biometria e sobre pranchas anatômicas." É de fácil operação, bastando trocar o pino de lugar para deslocar o disco e ter acesso a uma nova "cor". Infelizmente é bastante desequilibrado e com centro de gravidade instável, tem por isso certa tendência a produzir falsos positivos.

Tem uma aplicação muito útil e única, com o disco no Verde Negativo V- do topo indica falhas nos terrenos. Já com o disco no Verde Negativo V- inferior indica a presença de água. Como a perfuração para acesso à água é onerosa, todas as indicações de sua presença são bem vindas. Tirando a aplicação indicada, não há nenhuma outra razão para preferi-lo. As pesquisas em saúde hoje em dia se fazem a partir de um caderno com gráficos em leque e com folhas avulsas adicionais que propiciam bons resultados.

Para pesquisa hídrica o único nó a ser feito é o de *Ondas de Forma*, a 10 cm da ponta superior do palito.

O pêndulo substituto natural é o Espectro Global.

Pêndulo Universal

Criado em 1934 e patenteado em 1936, pela famosa dupla Chaumery/Bélizal, foi fantástico como criação num momento em que se descobriam as *Ondas de Forma*. Foi o primeiro Pêndulo capaz de detectar o espectro completo das EDFs.

Uma de suas apregoadas qualidades encontra-se no fino limite entre o físico e o subjetivo. Vejamos.

Segundo os criadores, quando a mão que o segura procura detectar e entra em giro para a vibração encontrada, é detector. E quando girado propositalmente se torna emissor. – Oops... A partir do momento em que gira, por suas qualidades estará emitindo se trabalhar em físico. Se só emitir em certas circunstâncias é subjetivo.

A pior praga para a detecção em radiestesia seria trabalhar com um pêndulo que fosse emissor, pois estaria com frequência em estado de emissão e contaminaria involuntariamente os testemunhos analisados, impossibilitando a pesquisa. Ou é emissor o tempo todo, uma vez manipulado, ou a emissão é seletiva e em consequência é uma balela (Fig. 27).

A lógica quando bem aplicada traz para o real as suposições às vezes fantasiosas.

Afinal é emissor ou não?

Desta vez deixo para o leitor o ônus de decidir.

Se o pêndulo vier acompanhado de uma carretilha para o fio, dispense-a e peça desconto.

Tradicionalmente são feitas três marcas no fio de suspensão, para as três fases.

Coloque a alça metálica sobre o meridiano elétrico, coloque a laçada do fio sobre o ponto Ver no cruzamento dos dois meridianos. Pendule sobre uma cartolina vermelha até o pêndulo entrar em giro espontâneo. Essa é a marca para a fase elétrica. Infelizmente a coisa não é tão precisa como desejado e a marca surge

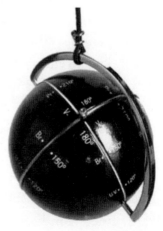

Fig. 27 A - Produto nacional

entre 4,5 e 5 cm. Repetindo a operação a partir do ponto já encontrado, o pêndulo entrará novamente em giro entre 9,5 e 10 cm, repete-se a imprecisão. Este é o ponto para eletromagnético. No ponto médio entre as duas marcas, situa-se o local de suspensão para a fase magnética.

O alemão Bernd Schäfer modificou o pêndulo retirando o anel do equador e aumentando a pilha radiestésica interna de quatro para seis elementos. Curiosamente, na mesma época no Brasil, António Rodrigues propunha a mesma coisa. Coincidência ou Campo Mórfico? O pêndulo de Schäfer conta também com a indicação do espectro radioativo próprio do V-, infelizmente o cordão que acompanha é bastante grosso, o que diminui a precisão do ponto desejado, melhor trocar o cordão por um fio mais fino. O preço também é bem simpático.

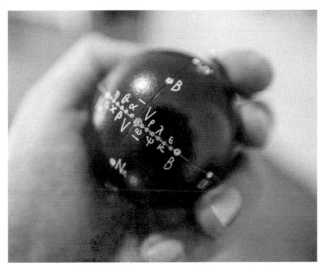

Fig. 27 B - Produto alemão, espectro da área do V-

96 | *A Radiestesia em Análise*

Qualquer operação com o dito é extremamente demorada, o operador perde a concentração e o número de falsos positivos cresce. Inspecionar um testemunho com todas as cores do pêndulo resultaria num total de 36 operações... Só sendo obsessivo compulsivo mesmo.

Quer uma alternativa para o instrumento icônico? Vá de Pêndulo Espectro Global, você me será eternamente grato.

Pêndulo Turenne 2

O chamado Pêndulo Universal de Turenne é bem antigo, já em seu primeiro livro de 1939, *Tratado Experimental de Física Radiestésica*, Bélizal se referia a ele e oferecia uma opção menos frágil que o original. O nome dado por Bélizal diz pouco: "Pêndulo a discos." Preferimos não perder a referência ao autor do original (Fig. 28).

Trata-se de dois discos com um pequeno entalhe que é mantido semifixo a um tarugo, graças a um pequeno parafuso com uma mínima folga. Isto permite, rodando os discos, realizar as sete combinações de Turenne.

Instrumento imprescindível para quem deseja trabalhar em geobiologia, já que permite identificar a direção das ondas, se verticais ou horizontais e etc.

O pêndulo original usa para obter o mesmo resultado, duas grandes agulhas magnéticas, que apresentam certa fragilidade. É aconselhável manter esta versão do pêndulo dentro de uma caixa, senão vai quebrar. Até a manipulação é delicada. É inevitável, um dia vai quebrar.

Pêndulo Turenne 2

Regulagens para pesquisa

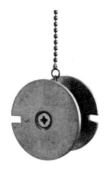

Discos horizontais semelhantes (para pesquisa de ondas horizontais - lei dos semelhantes, pesquisas comuns)

Discos horizontais invertidos (para a pesquisa de ondas horizontais E. O. e para lei dos simétricos)

Discos verticais positivos (pesquisa de ondas verticais positivas)

Na ilustração o primeiro disco é o menor

Discos verticais negativos (pesquisa de ondas verticais negativas, sobretudo nocivas)

Para pesquisa de água em terreno, dobrar o comprimento do fio do pêndulo (discos verticais positivos)

Discos verticais invertidos (pesquisa de ondas verticais E. O.)

Infra-ondas (encontram sobretudo emitindo de um ponto especial radioativo e em todas as direções divergentes entre S. e O.)

Ultra-ondas (elas emitem de um ponto especial radioativo entre as direções N. e E.)

Fig. 28

98 | *A Radiestesia em Análise*

A marca de suspensão para uso geral deve ser efetuada a 8 cm do corpo do pêndulo. O ponto de suspensão não é crítico, podendo variar um pouco.

Pêndulo Egípcio

Nunca me canso de afirmar: o chamado Pêndulo é em sua origem um amuleto, o Ouadj (verde profundo) representando a planta do papiro. Sua finalidade era promover vigor e eterna juventude. Ele está referenciado no capítulo 160 do *Livro dos Mortos*. Içado a categoria de pêndulo por Bélizal em 1965. O tio avô da esposa de Bélizal era egiptólogo, e em sua volta para a França em 1868, trouxe alguns "recuerdos", nessa época uma prática comum. Foi assim que encheram de peças egípcias o Museu Britânico e o Louvre. O alguma vezes delirante Bélizal diz que o Ouadj dele é um pêndulo, mas que de fato encontrou-se um amuleto, cujo desenho e descrição parecem em todos os pontos ao Pêndulo Egípcio. Trata-se do "Ceptro do Papiro" que, no antigo Egito, parecia ser o símbolo de várias formas de vida. Afirmação claramente tendenciosa. O dele era um pêndulo, o do vizinho, absolutamente igual, era um amuleto.

As supostas qualidades do Pêndulo Egípcio são:

- O pêndulo girado espontaneamente é emissor;
- Sintoniza-se com duas harmônicas de um testemunho;
- Trabalha numa frequência própria para o uso em biometria;

- Não se impregna com nenhuma energia;
- Não emite a onda do chumbo usado como lastro em seu interior.

Fizemos testes cegos com algumas pessoas com um pêndulo sem o lastro de chumbo, em seu lugar um tarugo de madeira para preencher o interior, e os resultados foram os mesmos, com e sem chumbo.

Este pêndulo apresenta um ponto de suspensão mais crítico, gerando falsos positivos.

Modelos encontrados à venda são, em sua maioria, lamentáveis.

Quer comprar um? – Instituto Mahat em São Paulo.

Para uso SIM/NÃO o ponto de suspensão fica a 5 cm – com 6 cm já dá falsos positivos. Como é emissor, se o operador demorar em giro sobre o testemunho terá sem querer o testemunho contaminado. Vemos com frequência gente girando o pêndulo demoradamente. O resultado?

Na opção de pesquisa com pêndulo lançado, o comprimento deve ficar entre 12 e 15 cm. Com certa tendência para ser radical vos digo: não vejo uma boa razão para comprar um, talvez até certo fetichismo, a alegria atávica da posse.

Pêndulo Cabalístico e ou Icônico

Produzido a partir de um tarugo de qualquer material com 4 cm de altura por 2,5 de diâmetro, duas ranhuras paralelas no topo anulam a polaridade do material tornando-o de polaridade neutra.

As letras ou palavras em hebraico quadrado, impressas sobre tiras de papel, são coladas ou simplesmente fixadas sobre o tarugo com um pequeno elástico. Um fio trespassante (com duas pontas) permite pendular a palavra a direito e invertida (cabeça para baixo).

O comprimento do fio de suspensão é de aproximadamente 8 cm.

Pêndulo Testemunho

O que é dito para o Pêndulo Comum serve para o Testemunho, inclusive o comprimento do fio.

Infelizmente todos existentes no mercado são toscos e pesados. A massa metálica do pêndulo é maior que a do testemunho que será colocado dentro.

Um bom Pêndulo Testemunho deveria ser uma adaptação do tradicional Pêndulo Bonhomme em vidro, com o tubo mais curto.

Infelizmente nossos fabricantes fazem, por exemplo, o testemunho de Mermet pesadão nas versões cromado e dourado, transformando um objeto que deveria ser técnico em estético. Asseguro para vocês de mãos e pés juntos que o dito é um trambolho, testemunho do próprio material de que é confeccionado. Infelizmente boa parte dos conceitos e instrumentos de radiestesia encontram-se na versão 1.0, nunca tendo chegado às versões 2.0 ou 3.0.

Pêndulo Dupla Harmônica

Alternativa para a mais importante característica do Pêndulo Egípcio, a capacidade de se sintonizar com mais de uma harmônica de um mesmo testemunho.

Dupla Harmônica é o nome comercial, a característica do instrumento é se sintonizar com mais de uma harmônica de um mesmo testemunho.

Criado por volta de 2010 por António Rodrigues.

O ponto de suspensão situa-se a 6 cm.

Pêndulo Equatorial Unidade

Este é a versão de Jean de La Foye para um Pêndulo Universal, capaz de detectar as três fases do espectro das *Ondas de Forma*. No sentido prático trata-se de um grande avanço em relação ao Universal de Bélizal. Fácil de ajustar e fácil de trocar da fase magnética para a elétrica (Fig. 29).

Seu problema está num item da fabricação. Por incrível que pareça é difícil para o leigo fazer furos finos na madeira, porque os veios da madeira desviam a trajetória da broca, que em vez de terminar com precisão no centro, acaba um pouco ao lado, inutilizando o pêndulo, ou pior, vendendo-o assim mesmo. Por milagre, no distante ano de 1990, consegui um perfeito que venho usando desde então.

Os furos efetuados são baseados na decupagem da palavra hebraica, a Unidade EAD, cuja atribuição numérica é: 1+8+4, como de hábito La Foye não nos dá nem tchuns de como chegou a este resultado.

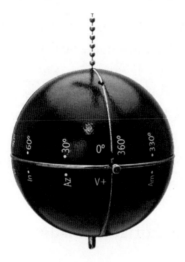

Fig. 29

Comece por pendular do lado dos furos, fase magnética. Girando ou não, troque de lado. Pegue o fio pela altura da marca. Se girar de um lado só, resposta positiva para a fase detectada. Se girar dos dois lados será eletromagnético ou fase indiferenciada.

Comprimento do fio 6,5 cm, uma única marca de cada lado, sem complicações.

Caso não encontre um decente, opte pelo Pêndulo Espectro Global. Só alegria.

Pêndulo Espectro Global

Só palminhas, superlativo, a menina dos olhos do António Rodrigues, seu criador.

Alternativa para o Universal e para o Equatorial, e para os demais (Fig. 30).

Comece por pendular do lado branco, fase magnética. Girando ou não, troque pelo lado preto. Pegue o fio pela altura da marca. Se girar de um lado só resposta positiva para a fase detectada. Se girar dos dois lados será eletromagnético ou fase indiferenciada.

Comprimento do fio 6,5 cm, uma única marca de cada lado, sem complicações. O princípio que faz o pêndulo funcionar encontra-se em seu interior.

Caso seu lojista não tenha, troque de loja e não volte mais. Opte pelo Instituto Mahat em São Paulo, são eles que fabricam. Só felicidade.

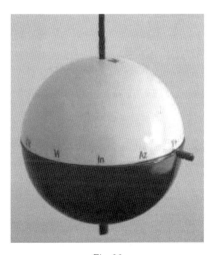

Fig. 30

Ponteiros

Pode usar qualquer coisa à guisa de ponteiro, não use uma Bic que deixa bolinhas de tinta em sua preciosa lista. Jean Gaston Bardet usava um de ferrite com uma extremidade em ponta. Como é frágil, segundo a lei de Murphy uma hora vai cair e virar três pedaços imprestáveis e você obrigado a roubar alguma agulha de tricô de alguém da casa. Vamos optar por algo mais definitivo. Uma cópia do ponteiro do Jean de La Foye em metal. Indispensável para certas operações em radiestesia cabalística (Fig. 31).

Fabricante Instituto Mahat em São Paulo.

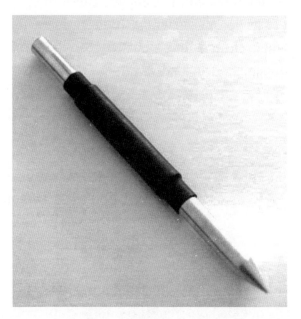

Fig. 31

Conjunto de pêndulos
para a prática da radiestesia

Não esqueça: parecido não é igual. Em caso de dúvida compare o que deseja comprar com as ilustrações do livro.

- Pêndulo Comum em metal.
- Os dois pêndulos icônicos de polaridade.
- Pêndulo Turenne 2.
- Pêndulo de Cone Virtual (só para quem trabalha com pesquisa em geobiologia ou hídrica).
- Pêndulo Espectro Global.
- Conjunto de Pêndulos Cabalísticos – Magia Básica e um pêndulo avulso sem camisa.
- Ponteiro Jean de La Foye.
- Bússola, profissa, decente, grande.
- Gráficos auxiliares.

A novidade – Hieróglifo impertinente

Sempre recusamos a possibilidade de que os egípcios praticassem alguma forma de radiestesia. Já demonstramos amplamente que o chamado Pêndulo Egípcio trata-se na realidade do amuleto representando a planta do papiro, virou pêndulo num dos delírios de Bélizal. Infelizmente para os místicos sempre será um pêndulo, por mais que demonstremos o oposto. Muitas das atividades dos egípcios estão documentadas nos milhares de figuras hieroglíficas que decoram tudo, temos: caça, lavoura, pesca, operações cirúrgicas, escrita, adoração, biografias, arrasto de pedras com trenó, lubrificação da pista, enfim uma ampla variedade de práticas, mas radiestesia nada.

Desde que existe internet, sempre damos uma olhada num buscador à cata de algo relacionado com a radiestesia. Finalmente fomos brindados com uma pequena imagem em baixa resolução que nos deu mais dúvidas do que certezas (Fig. 32). O fato de ficar incógnito na web permite as mais variadas tropelias, falsos perfis, fotos modificadas, falsas notícias, um verdadeiro manicômio com as portas abertas. Voltemos à nossa figurinha. Não sabemos do que se trata, mas que parece uma forquilha parece.

Isto é um bom argumento para continuar procurando. Afinal, buscar, procurar, investigar o imponderável é o âmago desta fantástica técnica que é a radiestesia.

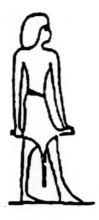

Fig. 32

António Rodrigues | 107

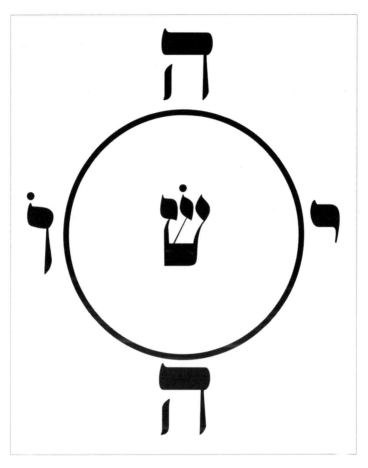

In Gloria: pode ser utilizado no lugar dos SCAP, Símbolo Místico ou IAVE
Dimensão 19,5 x 19,5cm

Amplificador

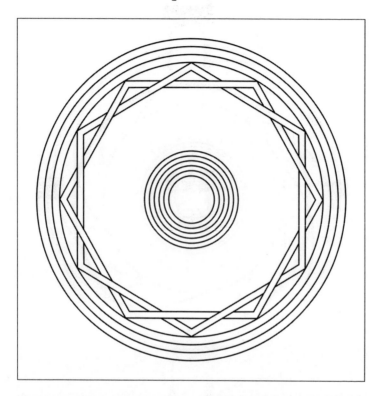

Para a pesquisa e reativação de antigos testemunhos e remédios homeopáticos. Amplifica instantaneamente a radiação de qualquer testemunho colocado em seu centro e é de grande utilidade para os radiestesistas iniciantes. Por exemplo, coloque dentro o testemunho lexical de um objeto perdido e faça as perguntas adequadas, a resposta será imediata e segura.

Vortex

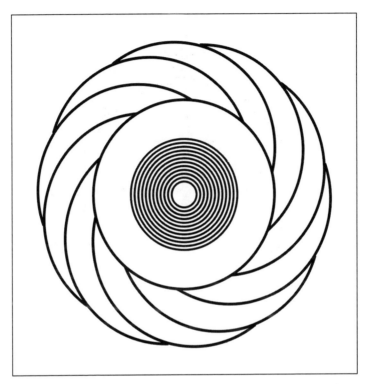

O misterioso Vortex ring é um poderoso emissor para qualquer onda benéfica, destinada a uma pessoa em qualquer lugar onde ela estiver. Permite a emissão de múltiplos corretores-remédios, dos mais variados.

Anti-Ondas

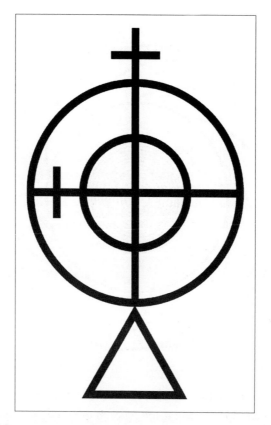

Este gráfico é um separador de ondas. Separa os planos Norte-Sul e Leste-Oeste. Separação da fase magnética N-S da fase elétrica L-O. Oriente a Cruz para o Norte.

Colocado alinhado em um ambiente sobre um ponto de desequilíbrio promove uma separação das ondas e uma consequente alteração no padrão energético local. Convém medir o local vários dias seguidos para se assegurar da eficácia da ação.

Não usar como gráfico emissor. Pode ser usado para aumentar o padrão vibratório de remédios ou testemunhos-remédio. Para ambientes, dê preferência a um gráfico maior.

Glossário

BMC = Bélizal, Morel, Chaumery.

Campo = Espaço no qual ocorrem as emergências.

Cores = Denominação escolhida por Enel, Chaumery, Bélizal para definir cada uma das doze emissões características das emergências.

EDF = Emergência Devida à Forma – é uma EDX.

EDI = Emergência Devida à Indução – é uma EDX disparada por um genitor elétrico, magnético, sonoro, luminoso ou pelo movimento.

EDP = Emergência Devida a Psiquismo e a fenômenos metafísicos – é um Estado, suas referências localizadas ou não, ou em parte. Em razão da existência de arquétipos ou egrégoras, as referências podem se encontrar relocadas.

EDR = Emergências Devidas à Reação – é um Estado. O genitor é uma reação química.

EDX = Apelação genérica das Emergências Devidas a Genitores Variados.

Eifs = Emergências, Influências e Formas. Conceito original da Fundação Ark 'All.

Emergências = Fenômeno energético com passagem do estado potencial para o estado dinâmico devido à inserção de um interceptor específico, ou algum outro evento em curso.

Envelopes de Eifs = São Estados presentes em certas emergências, por exemplo, as geradas por movimento.

Estado = Emergência produzida por um genitor que não é uma forma.

Fases = Elétrica, Magnética ou indiferenciada, características de uma emergência. Parecem ser da mesma natureza, mas diferenciadas por seu sentido em relação a um ponto.

Fuga das referências = Nos estados de origem psíquica é comum as referências apresentarem esse comportamento.

Genitor = Elemento ou fenômeno gerador de uma emergência.

Localização das referências = Todos os componentes da emergência são detectáveis.

Níveis = Estados presentes em EDFs.

Polaridade = Estado presente ou não no campo da emergência, positiva ou negativa.

Vedor = Expressão em português para o semelhante francês *sourcier*, aquele que procura sources (fontes de água).